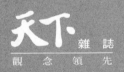

好好休息

心不累、身體不疲憊、
大腦不報廢的好眠人生實踐法

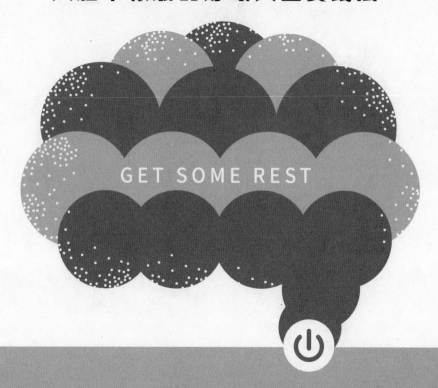

GET SOME REST

蔡宇哲／蔡佳璇 著

推薦序

學會「好好休息」是一種生活的智慧

陳德中

台灣正念工坊創辦人暨執行長

　　身為正念減壓導師，常有學員在課後因睡眠改善而感謝我，其實真正該感謝的不是我，而是他們自身的生活實踐與態度轉變。但我知道正念雖然有用，可睡眠本身就是一個複雜的議題，牽涉到生理、心理、環境等多元因素。

　　於是我有時在想，若有一本書能涵蓋更完整的面向、並專為「睡眠」這個主題而寫該有多好！它最好是直接用中文書寫，讓華語讀者感覺更貼近、閱讀更順暢。在內容上，它最好是依據學術研究，但又別像論文或教科書般艱澀，而是以貼近生活的語言和例子，讓一般大眾都易於理解。當然，如果它還能帶點正念元素，那就太完美啦！

　　這樣的願望，我一度以為太過理想化，然而，現在它即將成真了。

初識蔡宇哲老師，是多年前在《哇賽心理學》Podcast 的錄音室中，那一次的對話給我留下了深刻印象。去年，我們在《康健》雜誌的直播中再次對談，主題正是「睡眠」，那場交流中彼此理念契合，他提出的很多觀點都讓我非常認同。現在，宇哲老師及佳璇臨床心理師合著了這本《好好休息》，應邀為其寫推薦序，我深感榮幸。

　　本書用淺顯易懂的語言，闡述了導致身心疲憊的原因和生理機制。更重要的是，它提供了實用的解決方案和生活應用練習，幫助讀者找到最適合自己的休息方式。尤其值得一提的是，本書對於不同群體——例如高壓上班族、夜貓族、易憂慮高敏型和50+ 的大人們——所面臨的睡眠挑戰，提供了深入的分析和具體的解法。透過章末的實踐練習和作者的親錄引導，讀者可學會為自己按下暫停鍵，每天為自己的大腦重啟，從而改善睡眠質量、恢復身心健康。

　　這本書不僅是關於改善睡眠的指南，它更觸及現代人的壓力與情緒，提醒了我們，很多時候我們之所以感到疲憊，並非身體真的累了，而是我們的心靈和大腦需被妥善照顧和休息。在推薦本書的同時，我想強調的是，學會「好好休息」不僅是一項技能，更是一種生活的智慧。願讀者們都能跟隨本書的引導，白日少惱、夜晚無憂；生活好眠、生命喜悅。

推薦序

———

在忙碌之餘與自己對話的最佳工具書

程大洲

知名企業管理顧問

法國攝影藝廊 YellowKorner 執行長

　　50 歲前很多人認識我，是因為我經常為企業授課、做高階主管顧問；50 歲後許多人認識我，則是因為我是全球最大攝影藝廊 YellowKorner 台灣區執行長。不只如此，我之前還身兼廣播節目主持人、Podcast 節目主持人、三個協會的理監事，再加上出書寫作、上電視講親子及職場相關議題等。

　　工作上的出差飛行是常態，還不談我是家有青少年的家長，需要常常陪孩子運動、談心……身兼數職的我常常覺得疲累，再加上幾年前被診斷出有睡眠呼吸中止症的問題，休息，對我來說根本是極珍貴的禮物。

　　所以，當我有機會看到蔡宇哲博士及蔡佳璇心理師合著的《好好休息》一書，簡直就是荒漠甘泉，讓我自己有可以好好休

息的理由了！以前會覺得忙碌是對得起老闆、家人的託付，後來才知道有機會好好休息才是對得起他們的照顧。特別是自己當了老闆以後，更是希望同仁都能夠準時下班、好好休息。

我在英國倫敦大學心理研究所畢業後，也曾執業過很長的一段時間，就像作者提到睡眠專家也會失眠一樣，心理學家有時候也會忘了讓腦袋休息，甚至是被情緒勞動所綁架。看了這本書，完全就是欲罷不能，我除了自己測試書中各種測評與正念練習外，每看完一個章節之後，也立刻做閉眼練習，哪怕只是一分鐘，都有種滿滿地充了電的感覺啊。

此外，書裡面也有許多我在帶領「時間管理」、「情緒管理」相關課程時經常提到的活動與有趣的研究，真心覺得這本《好好休息》是一本職場人士的最佳充電書，也是在忙碌之餘與自己對話的最佳工具書。現在的我，會提醒自己盡量在工作中抽空閉眼幾分鐘，也會更留意自己在睡眠上的不良耗能習慣。

我自己有幸認識了幽默風趣的兩位作者，閱讀這本書時就如同與他們輕鬆對話一樣，不僅不用特別花費諮商費用，還可以直接把心理學家帶回家！推薦這本書給所有認真工作的你們，讓我們一起好好休息、好好生活！

推薦序

努力生活，不忘好好休息

蘇益賢

臨床心理師，初色心理治療所副所長
合著有《認真的你，有好好休息嗎？》；
著有《轉動內心的聚光燈，照亮人生更多可能》等大眾心理學讀物

　　除了諮商工作之外，作為心理師，偶爾也有機會到企業界和職場同仁們分享一些心理健康的觀念。針對職場上的工作人，除了壓力、情緒、溝通這些主題之外，「休息」也時常是我力推企業辦理的講座主題。

　　承辦企業講座的職場同仁一聽到「休息」也能成為演講主題時，多半又驚又喜。驚的是，原來休息不僅很重要，背後還可以從心理學、睡眠、大腦運作機制等角度切入，有效提升休息品質；喜的是，他們一聽就知道，休息這類主題絕對符合所有同仁們的需要，也期待透過分享，能夠真正幫助到在臉上總是掛著疲憊感的員工們。

閱讀完這本書之後，我也有一種又驚又喜的感覺。

宇哲老師除了本身具有睡眠相關研究背景外，更是身體力行長期運動的好手，在這本書中，他將這樣的背景與實踐，轉變成了務實好懂的休息祕訣。而佳璇心理師在情緒、壓力調適部分提供的引導與步驟，既溫柔又有力量。兩人合體，搭配書中提供的聲音引導，理性、感性兼顧。相信能讓總是疲憊、卻未必知道自己在累什麼的現代人，讀後能對休息有更深刻的認識。

2024 年初在《哇賽心理學》Padcast 節目的見面會中，宇哲與佳璇提到他們錄製這個節目已經快邁入 4 年了。秉持著推廣心理學的初衷，他們持續投入時間與精神在製作節目、出版書籍、服務個案與協助講座活動。看似忙碌的生活，還需把部分時間留給家人……這背後是怎麼做到的？我深信，他們應該也是在這樣忙碌的工作與生活中，試著努力實踐本書所提到的每一個方法與工具，慢慢找到屬於自己的平衡。

相信本書分享的觀念，亦能幫助每個疲憊的身心，能夠透過好好休息，再次找回活力。更期待藉由本書的影響力，讓這個講究效率與生產力的社會，更加正視「好好休息」之必要。

你值得一段好好的完全休息

「你今天有好好休息了嗎？」我通常會這樣問。

在治療室裡，我遇到不少把生活過得很認真的個案，當他們的身體出現了像是自律神經失調或失眠的狀況，都會很積極努力地想要解決，這時候我會提醒他們，在睡眠這件事上，如果沒有保留讓自己休息的餘裕，過度努力反而會適得其反。所以，我們常常在治療室裡聊的是，怎麼樣為生活留下一點空白、忙碌之餘允許自己休息是沒有關係的。

忙碌，是現代生活的常態。我們的生活中有太多的外在事物和他人要求，讓我們不自覺地跑回到那個永不停止運轉的滾輪之中。寫這本書的初衷，是想要藉由陪伴大家了解休息的重要性，能夠慢慢地培養好好休息的習慣。

很多事情就算懂了，還是需要被提醒。忙完一場大型活動之後，才想起原來我已經好一段時間沒有休息的感覺。於是邀請 Nana 在隔天上午暫時放下工作，一起散步去吃個悠閒的早餐。這本書應該放在書架上的明顯處，來提醒自己要空下好好休息的

時間，即使是身為作者的我們也不例外。

除了留下休息的空檔以外，愈來愈多人就算花了時間休息也沒有恢復感。這是因為有些人認為自己疲憊的原因是失眠睡不好，其實卻是作息不穩定所導致的；也有些人認為自己的情緒調適、壓力紓解有問題，結果卻是長期睡眠不足累積而成的。甚至有些人利用休假安排旅遊，卻覺得玩比工作還累；更有些人在睡了 10 幾個小時之後，卻仍然無法回復精力……上述這些情況多半是因為沒能掌握到休息的核心原則，以致於你自以為在休息，實際上心力、腦力的耗費依舊，終至愈休息愈累。

人生就像是一場長程馬拉松，過程中到了補給站時，就應該緩下腳步，補充水分跟養分，再起步時才會更有動力。休息，在我們的生活中就扮演了補給站的角色。若沒有適度地幫自己安排休息的話，當我們的身、心、腦都消耗到極限時，就如同效能大幅降低的舊電池一樣，怎麼充電都充不滿。

藉由這本書，我們想告訴每一個認真生活的你，在人生馬拉松中不需要只盯著前方、不停歇地往前衝刺，而是去享受過程中隨之轉換的景色、賽道旁啦啦隊們的加油聲……並且感受到自己身在其中。如同奔跑過後，你的身體需要修復；努力地工作一段時間之後，你也值得一段好好的完全休息。

《哇賽心理學》 蔡宇哲、蔡佳璇
2024.02

目次

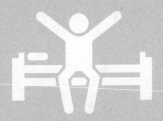

CHAPTER 1

給認真的你——
學會有效休息，好好照顧自己

好好休息，不應被視為工作完成後的附帶，而是一個重要的身心修復過程；
只有在適當休息之後，我們才能保持高效的生活方式。

1-1 你累了嗎？請允許自己好好休息

在我的小學三、四年級時，學校規定午休時間一定要睡覺，不午睡的人會被記名處罰。當時的我不喜歡睡午覺，午休時總是眾人皆睡我獨醒，導師也拿我沒輒。

直到有一天，導師不知道從哪裡想到的法子，採用「周處除三害」的方式，要我負責把沒睡午覺的同學名字登記在黑板上。接下來的幾天，因為少了從不午睡的我，班上的午休相當地平靜，我也很滿意自己的績效。

過了幾天我突然想到，導師交付給我的使命是把「沒睡覺」的同學登記起來，但同學都把眼睛閉起來趴在桌上，我要怎麼確認他們真的都睡著了呢？於是我突發奇想，可以用輕聲叫喚他們的名字來測試，如果叫了三聲都沒有反應，就表示這個同學真的已經入睡了，反之就是他在裝睡！我對自己這個想法很滿意，整個午休時間就到每個同學的位置上輕聲叫喚，結果換來了一整個黑板的名字，和同學們的生氣及抱怨，導師也狠狠地把我教訓了一頓。

10 多年後，我真的成了一位睡眠研究者。回想起這件童年蠢事，應該就是我最早開始思考「睡眠是什麼」的源起吧。

睡眠專家當然也會失眠

剛進入睡眠實驗室見習時，指導教授說這會是個非常有未來性的領域，日後一定會有很多人需要這方面的知識。當時我心想，這是在老王賣瓜吧，睡覺有什麼好研究的，我連躺在地板上都可以睡得很安穩啊。

現在，我由衷感激自己擁有正確的睡眠知識。

我常常被問到，自己是否也會失眠？答案當然是肯定的，就像家醫科醫師也難免會感冒一樣，睡眠專家當然也可能失眠。睡不好，是每一個人都會經歷的考驗。

隨著年紀漸長，我不再是那個躺地板上也能呼呼大睡的小伙子了。現在的我，曾經躺在床上 1 小時都無法入睡，思緒像野馬般奔騰，而在睡意遲遲不來的情況下，同床伴侶的細微動作、冷氣機面板的微弱燈光，甚至是風扇的轉動聲，都讓我感到煩躁不安。

我也曾在半夜時分驚醒，在床上翻來覆去後就再也睡不著。透過窗戶，我能看到模糊的街燈，但它帶來的不是光亮，而是孤單和無助。猶記當時自己看著手錶，才睡了不到 5 小時，對於睡眠不足會影響身心與工作的擔憂，就像是無形的枷鎖，緊緊地纏繞著我的思緒，即使嘗試放鬆，但愈是渴望睡回去，心中的焦慮卻越愈烈……我深刻地感受到，失眠最大的問題不在於睡眠時數，而是我們對身心失去了控制感。

因為失眠而產生的恐懼與焦慮，使得原本的生活亂了調。好

在正確的睡眠知識，就像是指引我的明燈，總能讓我找回一夜好眠。原來可以好好睡上一覺，就像是從黑暗深淵裡爬出來，有一種重獲新生的感覺，這是如此幸福的事。

好眠這件事就跟愛情一樣，總是在失去之後，我們才會深切知曉它的美好。

過度努力，反而降低工作效能

我開始主持有關睡眠的講座及提供諮詢之後，發現很多人以為睡覺是晚上的事，卻沒想到白天的行為會大大地影響到睡眠，其實晚上要睡得好，得從白天做起。

一位在生技公司工作的中年個案，由於主要是在無菌室裡工作，常常懶得出來喝水或休息。在親人離世之後，他有 1 個多月的時間幾乎每天睡不到 4 小時，不僅睡得少，睡眠還會頻頻中斷。在那段日子裡，他白天上班會發抖，工作上容易出錯，晚上睡覺時也無法放鬆，後來就連思考也變得很負面，甚至覺得人生無望，眼前美食也都索然無味。

我們建議，讓他在白天工作時安排適度的中斷與休息、加入正確的放鬆技巧；週末外出照光，再加上睡眠儀式的調整，經過 1 個多月的治療，漸漸地他不再那麼緊繃了，心情也放鬆許多，夜晚的睡眠問題也隨之改善，人生的色彩也回來了，開始可以享受生活中的趣味與美食。

從這個案例我們就可以了解，白天過於緊繃、沒能好好休

息，就會損害了夜晚的睡眠品質，長久下來導致身心受損，而這也是忙碌的現代人很常見的生活情況。

儘管科技不斷進步，理論上應該使得工作更加輕鬆，但實際情況並非如此，每個人的工作負擔不僅沒有減少，反而增加了。再加上華人文化強調勤奮和努力不懈才是成功的關鍵，這種觀念使得休息和睡眠被很多人視為次要，甚至只有在工作完成之後才會被考慮。但是，根據腦科學和公共衛生的調查數據，情況恰恰相反——**過於努力而忽略了適當的休息和恢復，反而是揠苗助長，降低了工作效能。**

我經常遇到這樣的一群人：

他們聰明而勤奮，從年輕時就一直全心投入工作，追求更出色的表現。習以為常地加班和熬夜成了家常便飯，在他們的生活中，睡眠和休息似乎總是排在最後，只有在工作完成，時間允許的情況下才會考慮到它們。理所當然地，這些人升遷迅速，然而一旦成為主管，生活又變得更加繁忙。隨著年齡增長，壓力持續堆積，他們發現自己的體力已經無法像年輕時那樣，長時間熬夜之後很難用補眠來回復精神，而且日常的睡眠質量也逐漸下降。

即使如此，因為在職場上努力了這麼久，好不容易才取得一點成就，所以他們覺得沒有時間停下來，他們必須繼續前進！然而，無法好好休息讓他們的身體和心理狀況迅速惡化，不僅感到極度疲倦，工作效能也急遽下降，最終對工作產生了厭倦感。

一項為期 2 年、針對 388 名工作者所進行的研究調查，調查

內容包括工作壓力、睡眠、情緒和健康等方面。調查期間，一共有 15 名參與者確定有工作倦怠，而進一步分析這些人的回覆數據，研究人員發現，每天睡眠不足 6 小時是產生工作倦怠的最重要因素。

不過，確保每晚睡滿 6 小時是否就代表足夠了呢？實際上，睡眠品質同樣重要。另一份研究比較了 54 位患有工作倦怠的白領階層和 86 位正常工作者的睡眠情況。結果顯示，他們在睡眠時間（約 6.9：6.7 小時）和白天困倦程度（約 9.7：9.4）上並沒有明顯差異，但在睡眠品質方面卻存在顯著的不同——工作倦怠者的睡眠品質明顯較差，包括了難以入睡、夜間醒來、早醒，以及睡眠恢復不良。

維持身心健康，生活要動靜平衡

當然，每一個人都希望白天工作有效率，因為早點把工作完成，就可以早點回家休息；大家也希望能有一夜好眠，因為得到充足的休息，隔天就可以活力滿滿地上工。但大家都忽略了夜晚的好睡眠，有賴於白天要有充足的照光、活動與休息。

所以要澈底擺脫疲勞，不只是晚上要睡得好，更需要懂得在白天休息。好好休息，不應被視為工作完成之後的附帶，而是一個重要的身心修復過程；只有在適當休息之後，我們才能保持高效的生活方式。

有些人的休息其實空有形式，但卻缺乏實質內涵，以至於他

們覺得休息過後精神沒有變得比較好，甚至愈休息愈累。類似的情況如下：

❶ **度假時頻繁滑手機**：有些人在度假期間，即使身處美麗的風景中，注意力仍停留在手機上。他們頻繁地滑動手機以追蹤最新的趨勢和社交媒體消息，以為保持與工作和社交的緊密聯繫並不會影響休息，但實際上，這樣的行為可能妨礙了他們真正的放鬆和享受度假的機會。

❷ **度假期間隨身帶筆電**：實際上，度假是為了遠離工作壓力，尋找片刻寧靜和自由，讓身心得以放鬆。但有些人在度假時，也會讓工作伴隨著自己，隨身攜帶著筆記型電腦，以備需要時工作。同樣的，表面上他們的人在度假，身心卻無法真正放鬆。

❸ **追劇帶來空虛感**：也有些人熱愛追劇，但是在花了很多時間看劇後，卻感到一種空虛和無所作為的情緒。他們可能是把追劇當作一種休息方式，但實際上，過度沉迷於屏幕上的虛擬世界中，除了持續耗費腦力與心力外，也可能錯失了許多更有意義的活動。

❹ **報復性熬夜**：還有一些人難得晚上有空閒時間，卻極力抗拒入睡的誘惑。他們認為在忙碌的生活中，這是很難得的獨處時刻，但他們寧可拿來追劇或滑手機，卻忽略了睡眠才是為身體和精神充電最重要的關鍵。

簡而言之，「耍廢」是一種無效的舒壓！

真正的「休息」，並不僅僅是停止工作或進行娛樂活動，而是一種更深層次的恢復和重新充電的機會。高效休息需要我們遠離數位干擾、擺脫工作，並真正與自己的內心連接，以充實和平靜的方式度過寶貴的休息時間。

澈底擺脫疲憊的關鍵是，努力工作之餘，也要有完整且正確的休息。唯有適度的休息充電，才能讓人不斷地維持在「最高效能」的狀態。

或許你會這麼想，生活中的諸多事情讓人忙得不可開交，時間是很寶貴的，自己實在沒有辦法花太多的時間休息！這正是本書存在的目的，我們希望基於最新的心理與腦科學研究，幫助你找到最適合自己的睡眠和休息方法，讓你在度過忙碌、高壓而疲憊的一天之後，每一天都可以澈底地、真正地修復身、心、腦，迎來明天精神飽滿的高效生活。在動與靜之間找到平衡，這是維持身心健康的關鍵。

在新冠疫情大爆發時，全球許多人因為這突如其來的大變動而身心受損。一篇 2021 年的研究發現，有正確睡眠知識的人，在疫情下失眠的風險降低了 51%、憂鬱風險降低了 57%，壓力與認知受損程度也明顯較低。

正確的睡眠與休息知識不僅能讓人充滿活力，更宛如一劑心理健康疫苗，可以快速因應突如其來的變動，並在變動中成為一個有韌性、具有抵抗力的人。

【練習】怎麼做才是真正紓壓？

《美國心理學會》提出應對生活壓力的 11 種健康方法，你做到了哪幾項？（做到請打 ✓）

1. 試著消除壓力源	如何看待壓力源會對你的反應方式產生重大影響，有時透過放下一些責任、放鬆標準或尋求幫助，都能夠適當減壓。	
2. 培養社會支持	和能夠提供支持的親朋好友互動，不但能減緩負向情緒，還能提升抗壓性。	
3. 補充良好營養	遇到壓力時，中樞神經系統會釋放腎上腺素和皮質醇，這會影響你的消化道和其他生理變化。急性壓力會抑制食慾，但慢性壓力反而會導致對脂肪和糖的渴望。試著平衡健康的飲食，不只可以保護健康，還能提供更多的體能來應對挑戰。	
4. 放鬆肌肉	壓力會使肌肉緊張，甚至導致緊張性頭痛、背痛和全身疲勞。透過伸展運動、按摩、洗熱水澡和嘗試漸進式肌肉放鬆，可以減少焦慮並改善整體心理健康。	
5. 冥想	正念冥想可減輕心理壓力和焦慮。選一個安靜的地方，花 5 分鐘來照顧自己，就只是專注於當下或呼吸，如果心思跑走了，只需要注意到它，再很溫柔地邀請自己把將注意力帶回當下。	
6. 足夠的睡眠	保持你的年齡所需要的每日建議睡眠時數，就能打造出最基礎的抗壓好體質。	
7. 足夠的身體活動	運動不僅可以改善睡眠，還可以直接對抗壓力。只要安排 30 分鐘的輕快步行或在客廳跳舞就可以達到目的。	
8. 接觸大自然	綠色空間可以改善情緒，花點時間接觸大自然，即使只是午休時在辦公室附近的城市公園漫步，都可以重新集中注意力並平靜你的思緒。	
9. 保持愉快的活動	當生活變得不堪重負時，我們會先放棄休閒活動，但這樣可能適得其反。即使時間很緊，也要為自己做點什麼！無論是讀小說、跟著喜歡的歌曲唱歌，幽默和笑聲非常有益身心健康。	
10. 重建思維	最受研究支持緩解壓力和焦慮的療法之一是認知行為療法（Cognitive Behavioral Therapy，CBT），其背後的理論概念是思想影響情緒，進而影響行為。如果能夠重建認知，用更有彈性的觀點看待挑戰，可以幫助調節情緒和減輕壓力感。	
11. 尋求協助	如果你感到不知所措，而且自助也沒有改善，請尋找受過專業認證的身心科醫師或心理師，幫助你學習如何有效地管理壓力。	

1-2 擺脫身心過勞的「完全休息」

　　你對於「休息」的理解是什麼呢？是需要主動安排，還是在工作結束後再休息就好呢？實際上，我們很難清楚地評估自己的疲勞狀態，疲勞這種感覺往往相當模糊，甚至容易被適應性所掩蓋，最終形成過勞。

　　事實上，多數人都知道疲勞對身體不好，卻常常會盡可能地忽略它。但疲勞其實是身體的一種警訊，它告訴我們，工作已達到負荷的極限，需要休息來恢復精力。

　　對於壓力和疲勞，許多人可能會認為習慣了就好，這是正常適應的歷程……但這樣的想法並不健康！這就像你去肩頸按摩時，師傅提醒你要放鬆、不要這麼緊繃，但你覺得自己已經很放鬆了，這可能就是你的肌肉長期習慣性地繃緊，而你並不自覺它在用力；這也好比一臺機器的警示燈已經亮黃燈，甚至亮紅燈一段時間了，但你卻因為機器還是正常運作而忽略它，認為一切都沒問題。於是，許多人常常都要等到失眠或生病了以後，才驚覺長期壓力已經對自己的身心狀況造成了嚴重的影響。

管理精力，就像存入一筆應急款

　　在生活中讓自己保有餘裕非常重要，這意味著你不要把所有精力都耗盡，也不要等到疲勞累積到百分之百才要休息，因為你

永遠不知道什麼時候會遇到特殊情況，這就像我們都會保留一筆存款應急一樣，你不能把所有的錢都花光；當你發現自己的體力和精力都已經耗盡，而突然面臨一個特殊情況，你將無法應對。

因此，充分管理你的精力，就像管理財務一樣重要。最好的情況是保持一定的儲備量，不要把一切都用在工作上，這樣你就能夠應對生活中的各種挑戰。

我問過很多人，大家很常把休息當成是工作結束之後順便停留的時間，或是認為等待下一階段工作的這段空白期就叫做休息。用這種想法來看待休息的背後，就是認為休息其實是沒功能的、是被動的，是不需要主動安排在生活當中的。

腦科學研究已經發現，休息是有功能的。除了恢復先前消耗的體力、腦力跟心力以外，大腦神經系統也是在休息時進行重整與強化，甚至還會對於未來將要進行的目標啟動準備。這些過程通常是在不自覺的情況下發生的，透過腦科學研究才知道休息對生物體的幫助之大。因此，休息應該是每一個人都要主動參與和投入的活動。

完全休息＝白天微休息、休息＋夜晚睡眠

在一天之中，完整的休息應該包含三種不同的形式：微休息、休息、睡眠。如果我們把一整天比喻為一場 42 公里的馬拉松路跑，途中會有白天所需的大小休息站點，而終點站就是晚上的「睡眠」——停止睡前的一切努力與辛勞，讓身心獲得充分的

全面修復。

　　一場 42 公里的全馬路跑，在終點站之前，一定會設置大大小小的補給站。幾公里就設置的小型補給站，讓參賽者可以緩步下來，喝口水後就立刻上路，這便是「微休息」的意義。

　　微休息，指的是在工作中的短暫休息，例如每工作 1 小時後起身、喝杯水或聊聊天。很多人覺得所謂的休息就是要 30 分鐘以上，可是我沒時間，乾脆就不要休息。實際上，如果你能夠掌握休息的原則，5 到 10 分鐘的微休息就可以有很好的效果。研究也發現，在工作中如果能夠安排微休息的話，是可以讓你在工作當中感到更為愉悅，也有助於保持高效工作。

　　在馬拉松路跑中，大約跑過半程（21 公里）時，你會需要一個大型的補給站，攝入比較多的水跟食物，也會在此稍做停留。這就是上面講的「休息」。休息，大約是 20 到 30 分鐘，通常會在下午或是下班後。這段時間可以用來小睡一會兒、散步或運動，以恢復精力。

　　我們當作終點站的「睡眠」，可以視為最完整、最全面的休息，除了恢復我們在白天的精力消耗以外，也讓大腦跟身體都可以回到一個精神飽滿的狀態，這就如同電腦的重開機一樣，少了前一次執行時的那些背景程式，運作效率當然更好。

　　更重要的是，腦科學研究發現，夜晚的好睡眠對於大腦健康、減少失智症的風險都是很重要的。因此，無論再忙碌，首要重視、不能犧牲的休息一定是睡眠，成年人建議最好要有 7 到 9 小時的每日睡眠量。

在一天當中,安排白天的微休息、休息,與夜晚的好睡眠,才能讓你的身心完全休息,這樣第二天就可以處在最有彈性,有效率的工作狀態。當然,有些人會覺得只要保留睡眠就好,其他兩種休息都不太必要。的確,這也是一種選擇,但我們也看過有太多認真工作的人,長時間處於這種努力工作的高壓狀態之下,白天沒有合適的休息、恢復,導致緊繃和壓力不斷地累積,等到晚上要睡覺時也很難放鬆下來,以至於睡眠品質變得愈來愈差,甚至到最後睡再久也無法恢復白天的精神,因而陷入長期失眠的惡性循環。

因此,晚上想要有一個良好的睡眠,白天的適度休息是不可或缺的。我們建議,每天晚上都安排 7 到 9 小時的睡眠,白天一次大約 20 到 30 分鐘的休息,可以是中午小睡或者是下班後的散步。微休息則是看你的工作休息週期情況而定,可以讓工作的緊繃情況略為中斷,抽離你的注意力,讓精神可以舒緩一下。

在日常工作中配置 5 到 10 分鐘的微休息時間,其實非常重要。這就像是馬拉松比賽中的小型補給站,你可以簡單地喝一口水,不用停留太長的時間,然後繼續跑;你不會指望在小型補給站喝杯水後,整個人就能煥然一新,對吧?但它可以告訴你何時可以喘口氣,而不是累到覺得前方還有漫長、無止境的路要跑。

【小提醒】微休息╱休息╱睡眠

| 白天｜微休息：5 到 10 分鐘 | + | 夜晚｜睡眠：7 到 9 小時 |
| 　　　休息：20 到 30 分鐘 | | |

1-3 微休息的重要：精力快充、精神回血

　　當你在工作時感到疲勞，會做些什麼事來休息呢？

　　喝水、聊天、走動、欣賞遠處的風景等，那一種才是最好的？實際上，這些都是非常好的微休息方式，關鍵在於進行這些活動時的心理狀態。

抽離工作，沉浸於當下的放鬆

　　微休息的最高指導原則是，我們是否能將注意力從工作或疲勞的情境中「抽離」出來。例如，當你完成一個工作任務後與同事聊天，如果談論的是度假計劃或正在學習的新技能，這些與工作無關的話題會讓你感到積極向上，就是適合的微休息。但如果你們的對話內容是業績目標或辦公室八卦，雖然也可能讓你暫時感到心情愉悅，但因為並沒有抽離出工作範疇，所以也不會產生恢復精神的效果。

　　透過這個例子我們可以知道，有效微休息的第 1 個關鍵在於**「注意力的抽離」**，並沉浸在讓人平靜和放鬆的事物中。因此，不管你要選擇哪一種微休息的方式，都必須確保將你的焦點完全放在正在進行的活動上。

　　例如，喝一杯咖啡，就嘗試透過各種感官來品味它；聽一首歌，就全神貫注地聆聽，不要在聽歌的同時還思考工作任務，否

則就無法達到休息的效果。如果想要使用香氛來放鬆，也同樣需要將注意力集中在嗅覺上，細緻地感受香氣的不同層次，並隨著時間的推移去體驗它們的變化；如果只是點燃香氛，然後繼續埋首工作，這種微休息的效果將會大打折扣。

微休息不僅是簡單的在工作間隙中隨便停留，而是要有意識地將注意力從工作中完全抽離出來，投入到一些積極、讓你平靜和放鬆的事物中。這將有助於提高你的生產力和管理你的焦慮，為工作和生活帶來更多的平衡。

照顧自己，只需要 5 到 10 分鐘

許多人會將微休息視為一種罪惡，擔心這會導致工作中斷、浪費時間。但實際上你是在照顧自己，而且只需要 5 到 10 分鐘就足夠了！

為了澄清微休息對心力恢復的好處，一項研究找了 103 名電話銷售員，他們的工作要處理客戶的各種抱怨，面對各種負面情緒甚至是謾罵，他們還是得以正面的態度來回答客戶的問題，可想而知這對心力的消耗是非常快的。

在這項研究中，將微休息分為 4 種類型，包括：

❶ 放鬆（散步或短暫休息等）

❷ 營養攝入（喝咖啡、吃點心等）

❸ 社交活動（與同事聊天等）

❹ 認知（閱讀有趣的文章、玩小遊戲、解益智問題等）

研究人員邀請受測的每一位電話銷售員，每天填寫兩次問卷，為期 10 天。連續記錄他們在工作期間自願進行的微休息，以及當時的情感狀態。與此同時，公司還提供了他們的工作績效紀錄。結果發現，「放鬆、社交和認知」這 3 種微休息都能提高正向感受，但「營養攝入」則沒有明顯效果。換言之，上班族流行團購辦公室下午茶，吃蛋糕、零食或是喝手搖飲，可能都只是讓你增加熱量，而無法讓你真正放鬆。此外，這項研究也發現，如果原本工作投入程度較高的員工，微休息並不會影響之後的工作投入；但對於原本工作投入較低的員工，微休息卻可以提高他們的投入程度。

另一項由 107 位員工，連續 5 天每日記錄晚上睡眠、白天是否有保持微休息，以及評估工作投入的研究中，更進一步發現，工作投入程度與以下兩個因素密切相關：一個是前一晚睡得好不好，另一個就是下午是否有休息片刻。前一晚的睡眠品質愈好，工作投入程度愈高；下午的微休息也有助於工作投入，不過若是在早上，微休息就沒有顯著的效益。

其實這很好理解，一夜好眠可以讓身體和大腦充分恢復，當然有助於隔天的工作投入。而工作了一個上午，到下午一定會疲倦，此時先中斷工作、來點微休息後再開始，在身心投入上都會很有幫助。燃燒自己或許可以獲得短暫的成果，但在生活的節奏中，有動有靜、動靜平衡才是長久之道。

這時，更要提及微休息的第 2 個重要原則，就是「**主動設置**」。如果你是老闆，看到員工在上班時間一直與其他人聊天，

會不會覺得他不夠認真呢？如果你每接到一則簡訊就立即回覆，或者一有同事過來與你交談，你就立刻投入其中，或許這樣的微休息可以幫助你恢復精力，但是反而會打亂了你的工作節奏。因此，微休息的設置必須與你的工作節奏相互協調，最好是「主動設定好時間」來進行，而不是隨意或受到外界干擾才進行。

在之後的 1-5 章節中，我們會提供一個記錄自己的精力變化情況，並安排工作休息週期的方法。透過這些週期的設定，你可以更容易地掌握自己的最佳狀態，也可以在最適當的時刻，安排自己在工作中的微休息時間。

【小提醒】有效微休息的 2 大原則

1. 微休息的關鍵是「抽離注意力」，不要再把注意力停留在工作上，而是沉浸在當下讓你平靜的事物中。
2. 「主動設定」自己在工作中的活動／休息週期，主動安排微休息，讓身體做好在晚上好好睡一覺的準備。

本章節參考資料

Kühnel, J., Zacher, H., de Bloom, J., & Bledow, R. （2017）. Take a break! Benefits of sleep and short breaks for daily work engagement. European Journal of Work and Organizational Psychology, 26（4）, 481–491. https://doi.org/10.1080/1359432X.2016.1269750

【練習】哪一種微休息最適合你？

請試著在工作中安排 3 種不同的微休息，然後於休息結束後，評估一下目前的心情程度（1-9 分）

起身倒杯水來喝	約 3 分鐘	
聽一首歌	約 3 分鐘	
其他微休息	約 3 分鐘	

1-4 為什麼你會在白天打瞌睡？

很多人會把睏睡（打瞌睡）和疲勞搞混。疲勞主要是心力、腦力或體力消耗所導致的，但睏睡除了身心消耗之外，還有「睡眠不足」的因素在裡面。

最簡單的區分方法是：如果你一個人靜靜地坐著或躺著，不會被打擾，閉眼大約 5 分鐘內就明顯有睡意甚至睡著，這就是睏睡度高的徵兆；但如果你閉眼休息卻仍然不會馬上睡著，這就是比較單純的疲勞。

為什麼我們要區分這兩者呢？因為單純的疲勞可以透過各種休息來恢復，但如果是睏睡的話，最好的恢復是透過小睡，或是深度休息，精神才有辦法回復過來。

我們在睏睡時雖然也可以透過走動、洗把臉之類的方法來清醒一點，可是一旦安靜下來，通常睡意又會很快地襲來，此時需要透過小睡或深度休息的方式，比較可以抗拒白天的睏睡情形。

但為什麼會在白天感到睏睡呢？在某次講座上，我問了在場的參與者，有誰認為自己的睡眠非常好，有位女聽眾舉手說，她老公的睡眠非常好。我很好奇地問為什麼？她說，因為老公即使在白天，不管任何地點，只要安靜下來就可以很快地睡著，所以她認為老公睡得很好。

關於白日睏睡的 2 大誤解

很多人以為隨時隨地都能秒睡就代表好睡，其實這對於睡眠有很大的誤解。「隨時秒睡」並不是睡得好，而是白天的睏睡度過高。為什麼睏睡度會過高呢？主要是兩個原因所導致：睡眠不足或是睡眠品質不佳。

例如，有些學生會抱怨老師上課很無聊，因此害他想睡覺；或是上班族因為開會冗長而打瞌睡，這些外在因素雖然也會影響睏睡，但若是原本有睡好、睡飽的話，無聊的課程與會議也只會讓人覺得無聊罷了，並不至於會讓人很快地就睏睡。

另一個常見的誤解是，有些人認為白天小睡 10 分鐘，補眠效果遠比晚上睡 1 個小時還要好，這種說法有沒有道理呢？在談理論前，可以先用算術來算一下：如果午睡 10 分鐘等同於晚上睡 1 個小時的話，那只要午睡 80 分鐘不就可以抵掉晚上睡 8 小時了嗎？算到這邊你是不是就覺得怪怪的，只要在白天睡上 1 個多小時怎麼可能抵得過整個晚上的睡眠？從這樣簡單的邏輯來思考就可以知道，這樣的說法是誇大了。

再從理論層面來看，人類在生理或心理上的運作都會受到生理時鐘的影響，而且因為人類是晝行性動物的關係，白天的運作傾向活動，晚上的運作是適合睡眠的。當明白這樣的生物性先天設計後，就會知道午睡比晚上睡覺更有效率的說法並不合理。

另一方面，根據人類的生理時鐘來看，午後確實比較會有頭腦不清醒的情況，因此如果下午有 10 到 20 分鐘的小睡，不僅可

以度過午後這段較不清醒的時間，也可以抵抗因為夜晚少了1、2個小時睡眠所導致的睏睡，但這並不代表午間小睡可以代替夜晚睡眠的意思。重點在於午間小睡可以讓人的精神與認知功能呈現可工作狀態，而不至於因為前一晚睡得少而有明顯的下降。

所以我們會推薦晚上沒有足夠睡眠的人們，不妨在午後幫自己安排個小睡，如此一來，就可以幫助下午工作時的精神維持在一定的程度，在認知功能、記憶力、反應速度、情緒等也都會比較好，甚至還可以幫你點亮靈感，腦子裡浮現更棒的點子。由於太多人需要午間小睡了，因此 IKEA 曾在倫敦推出一個午睡倉，日本也有一些類似的直立式小睡倉產品，像 Google 這類的國際大企業也都鼓勵員工可以在午間小睡一下。

簡單來說，隨時隨地都能秒睡並不等於睡得好，午間小睡也無法代替夜晚的睡眠。只能說，如果可以在午間小睡，是能確保下午的工作狀態較好，但要特別注意的是，午睡的時間不宜過長，最好也不要太晚睡。

午間小睡，20 至 30 分鐘最好

2020 年有一篇研究發現，午睡過長與死亡率及心血管疾病有關，這又是怎麼一回事呢？其實，這並不是午睡的錯！而是背後的睡眠問題，以及作息不規律的關係。

如果長期在白天需要長時間的睡眠，通常表示這個人在晚上的睡眠嚴重不足或是失眠，因此才需要在白天長段補眠。但白天

睡太長的話，又很容易回頭干擾到夜晚的睡眠，導致整體的生活作息變得不規律，生理時鐘也變得更加混亂了。

　　這裡所說的生理時鐘，也包含了睡眠週期，不知道你是否聽過一個說法？就是睡覺最好是睡 90 分鐘的倍數，這樣可以完成一個睡眠週期，醒來後精神會最好！但是對於一般上班族來說，中午休息時間大多是 60 分鐘到 90 分鐘，扣除掉吃飯時間，根本不可能進行 90 分鐘的午睡，難道低於 90 分鐘的午間小睡就沒用了嗎？

　　事實上，人體的一個睡眠週期是 90 分鐘，這樣的說法是對的，但運用在午睡上的做法卻是錯的，怎麼說呢？

　　人在入睡之後，會有幾個不同階段的循環變化。一開始會先進入「淺眠期」，淺眠期分為階段一和階段二，階段一睡得最淺，這個時候感覺多半是在半夢半醒之間，階段二則睡得略為深層一點。再過一段時間就會進入「深睡期」，我們稱之為階段三，也就是一般所說的深層睡眠或者是慢波睡眠。從階段一到三階段，被合併稱為「非快速動眼睡眠」。接下來，再往後的睡眠過程，也就是大約在入睡 1 小時後，就會進入「快速動眼期睡眠」，也是一般俗稱的「作夢期」。

　　歷經完整的四階段就是一個睡眠週期，時間大約是在 70 到 120 分鐘之間，平均值大約是 90 分鐘。換句話說，我們在一個晚上大約會經過 4 到 5 個睡眠週期循環。為什麼我們要建議，睡眠要自然醒比較好？就是因為人體的自然醒，都會是在經過完整的睡眠週期之後才會醒來。

既然如此，午睡最少要睡 90 分鐘，有什麼不對呢？問題在於，90 分鐘只是個平均值，一個睡眠週期可能是 70 分鐘，也有可能是 120 分鐘，而且每個人、每一天、甚至每一次的睡眠週期長度都不見得一樣，所以即使你在 90 分鐘時設立了鬧鐘響鈴，也有可能正好是在深層睡眠期，或者是在作夢睡眠期裡。同時穿戴式裝置或手機 App，都還無法很精準的判斷一個睡眠週期是否結束，所以睡眠時間實在也不需要糾結於 90 分鐘的倍數這個概念，聚焦在讓自己有睡足夠 7 到 9 小時這件事才比較重要。

　　回到午睡這個主題上，午間小睡多長才是最好的呢？目前睡眠專家已經有了共識——一般建議白天小睡在 20 到 30 分鐘左右，不要超過 30 分鐘，甚至只有 10 分鐘的小睡也很好，為什麼午睡時間只需要這麼短呢？主要有 3 個原因。

❶ 太長時間就會進入深層睡眠期，此時醒來會有「我是誰？我在哪？我要做什麼？」的茫然和不知所措，這種情況稱之為「**睡眠惰性**」或「**睡眠慣性**」（Sleep inertia）。如此一來，人們就無法很快地從睡眠中回復到可工作的狀態，如果希望小睡後能夠馬上投入工作的話，短短的午間小睡才是最好的。

❷ 從不少研究結論來看，**在回復精力上，午後小睡 20 分鐘跟睡了更長時間的效果差不多**。也就是說，午睡睡太長並不會對下午的精神有更明顯的幫助，既然效果差不多，不要睡太長反而更能避免睡眠惰性。

❸ 第 3 點最重要，就是要有正確的睡眠認知心態。很多人

會覺得午間小睡就是要補眠，所以睡長一點比較好。但更好的睡眠觀念是，**小睡的目的並不是要補眠，而是讓自己可以有精神完成下午的工作，實際的補眠還是要留在晚上比較好。**所以，有些人會因為前一晚睡太少，下午趁空檔就補眠了 1、2 個小時，結果到了晚上該睡覺的時間又睡不著，反而陷入失眠的惡性循環。

午睡，除了不要睡太長以外，也不要太晚睡。有些人會到傍晚時才午睡，這樣會影響夜晚的睡眠品質，建議午睡時間距離晚上入睡時間不要短於 8 小時，例如習慣 10 點就寢，午睡的時間就不要晚於下午 2 點，才不至於影響到正常的睡眠。

另外，一般建議白天小睡 20 分鐘左右就好，不過有兩群人是例外。第 1 個族群是嬰幼兒與孩童，學齡前兒童多半需要兩段式睡眠，研究也發現讓兒童在白天小睡 1 到 1.5 小時，對孩子下午的精神、注意力與情緒穩定度都會比較好。第 2 個族群則是高齡者，隨著年紀增長，晚上連續睡 8 小時的能力也會下降。因此高齡者的睡眠型態會類似回到幼童時代，變成兩階段睡眠，如果晚上只能夠睡 6 個小時左右，也不要太過於焦慮睡眠不足，白天用大約 1 小時的小睡來補足即可。

1-5 找到一天中的黃金時刻

年輕時，我聽過一個故事：

有一位富翁聘請當地最資深的導遊，進行穿越原始森林的探險之旅。接近中午時分，富翁問導遊：「為什麼你還沒開始準備午餐？」

導遊微笑著回答：「先生，您還不餓吧？在這裡我們不受時間的束縛，而是在感到真正飢餓的時候才享用美食。這是一種自由自在的生活方式，無需被時鐘所約束。」

當時我聽了這個故事，覺得這真是太有道理了！

對啊，何必時間到了就吃飯呢？餓了再吃，才是最自然的生活方式吧。此後我常常不按時吃三餐，而是想吃再吃，自己還覺得這樣做很符合人體的天性，但是當我學習到生理時鐘的知識之後，才知道這個觀念真是大錯特錯。

在一般情況下，規律進食才是對身體最有益的方式，工作和休息時間也是一樣。

建立生理時鐘的規律性

生物體的設計有預設好的最佳模式，以晝行性動物來說，生理時鐘可分為三段：

❶ 上午時段：早上剛睡醒，大腦前一天所產生的代謝物也

清理乾淨了，神經網絡都是處於最佳狀態。我們可以把此時看成是電腦或手機重新開機，一切蓄勢待發。

這時，我們的腦力不僅是最佳狀態，通常情緒也會最穩定，像是學齡前的小孩，通常在早上會乖巧得跟天使一樣。因此上午最適合做一些專注、花腦力的深度工作，會達到最佳效能。

❷ **下午時段**：人的體溫在早上醒來後會逐漸上升，中午過後核心體溫會處於高原期，此時最適合從事的是體能活動。許多運動科學的研究都發現，頂尖選手表現最佳的時刻，多半是在他們生理時鐘的下午時刻。不過要小心的是，下午時刻也會有一段腦力「黑洞時段」，此時會進入腦力低谷，容易感到疲倦和想打瞌睡，不適合進行需要高度專注的工作。

一般上班族，如果下午並不需要做什麼特別的體力勞動，建議可以安排討論、會議等與他人互動的工作，避免因為精神不濟而效能不佳。

❸ **晚上時段**：到了晚上，消耗了一整天的腦力還沒有辦法恢復，心力到了這個時候也常消耗殆盡，做事通常很難專注，也很容易衝動，做出不合適的決策。

此時的工作最好是不用太花腦力的，例如打字這類文書工作或是人際互動，還有要特別注意的是重大決策盡量不要在晚上做，避免因為疲累而未能全盤考量，或在衝動下做出錯誤決定。

上述的早、中、晚時段建議，僅是基於一般典型的生理時鐘模式，然而每個人的生活風格和職業不同，未必能按照理想中的時段來規劃工作。與其硬要把自己的生理時鐘調整成早睡早起，更重要的是在於「建立規律性」，假設工作或其他日常活動都保持著晚睡晚起的作息規律性，也能讓你的生理時鐘逐漸適應你的作息模式。這就像是持續值夜班的工作者，會比需要輪班者來得更容易適應。

　　確保自己擁有規律且穩定的生活作息，才是實現最高效率的基礎，當中的關鍵在於，讓身體幫你做好下一刻的準備。如果你有規律的生理時鐘，包含睡眠、工作、飲食、運動，身體跟大腦就可以預測你下一步的行為，先幫你做好準備，如此一來才能發揮最佳的效能。

　　以進食為例：如果你規律地在 12 點左右吃午餐，消化系統就會預做準備，進食時就會有比較好的吸收與代謝。相反的，若是你不定時地吃宵夜，身體消化系統就像臨時被要求加班一樣，代謝情況就會明顯變差。

　　如果你的生活模式無法有規律性，像是輪班工作者，或是需長時間待命的警察、消防員、醫事人員等，那麼最重要的是，確保給自己足夠的休息時間，這些休息可以幫助你恢復精力，提高效率。還有，安排短週期的微休息也很重要，它們可以幫助你在一天中的不同時段進行充電，就像是路跑賽中途的補給站一樣，讓你能夠持續高效工作。

掌握一天當中的能量起伏

除了建立生理時鐘的規律性以外，第 2 個要點就是，找到你一天當中的黃金時刻，然後在對的時間，做對的事，才會事半功倍，獲得最佳效能。以下這些問題可以幫助確定你個人能量的最佳時刻：

在不受打擾的情況下，在一天當中

哪 2 個小時最適合你專注工作？

哪 2 個小時你的體能最佳？

哪 2 個小時你的意志力最弱，最容易感到衝動？

以上 3 個問題可以幫助你識別自己能量的最佳時刻。每個人的情況不同，因此最佳時刻也會有所不同。透過自我觀察和評估，你可以找出自己的黃金時刻，然後調整你的工作安排，以實現最佳效能，提高工作效率。

在一天當中，除了早、中、晚時段的狀態變化外，也可以深入地覺察自己的工作和休息週期各是多長時間。

以前我們在學校時，一堂課通常是 50 分鐘，然後休息 10 分鐘。這種課程設計的背後，反映出人類的專注時間其實是有限的，所以才會以 60 分鐘為一個週期。不過這種工作／休息的時間週期也會因不同的工作性質、年齡和經驗而有所不同，所以需要根據自己的感覺和需求來做調整和規劃。

為什麼記錄自己的工作／休息的週期很重要呢？之前說過，

如果將一天的工作比作馬拉松賽事，在跑到終點之前會需要多次休息，短暫的休息可以讓你重新充電，保持高效率。而且當你知道下一個休息站還有多遠後，也能方便你調配速度和體力，繼續前進。

因此，最好的方式是為自己設定一個工作和休息的週期，一個週期的微休息時間大約是 5 到 10 分鐘。規律的工作／休息週期可以讓身體知道下一次的休息時間，並做好準備，而非不斷地消耗能量，這樣也可以幫助你提高工作效率、減少疲勞，並確保你在工作中保持專注。

如果想更深入地了解自己一天中精力和能量的變化，建議安排 2 至 3 天的時間，每隔 1 小時進行自我評估。你可以設定鬧鐘提醒，並問問自己：「我現在的精力或專注力是幾分？」從 0 分（非常差）到 9 分（非常好）進行評分，連續記錄幾天後，建立「個人能量追蹤表及走勢圖」（表 1、圖 1），會更清楚地了解自己在一天當中精力和能量的波動情況。

【小提醒】最高生活作息規劃原則
1. 規律的生活作息，讓身體可以做好下一刻的準備。
2. 若偏離人體的最佳節律太多，需注意讓自己有足夠的休息。
3. 了解自己一天中工作／休息的節奏，多半以 1 小時為 1 週期。
4. 了解工作／休息的週期可以讓身體有預期，發揮最高效能。

【練習】如何記錄自己的能量變化？

表1 **個人能量追蹤表範例**

時間	精力評分（0-9）	狀態
08:00	6	開始工作
09:00	7	專注工作
10:00	8	精神飽滿
11:00	7	保持專注
12:00	6	午餐休息
13:00	7	開始下半天工作
14:00	6	間歇休息
15:00	5	有些疲倦
16:00	4	精力下降
17:00	3	疲憊不堪
18:00	2	下班回家
19:00	5	休閒時光
20:00	6	晚餐與家人
21:00	7	放鬆活動
22:00	6	準備睡覺

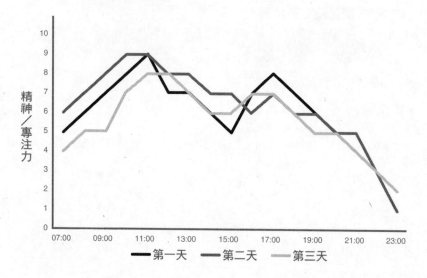

圖1 **個人能量追蹤走勢圖**

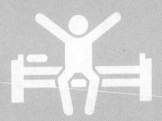

你不是真的累——
而是心力消耗、大腦疲倦

留下些許空白時間給自己，在動靜之間取得一個平衡，
身心能處於最佳狀態，才是美好生活的根本之道。

2-1 休息，恢復心力、體力與腦力的根本

電視廣告裡常看到以下畫面：

一位穿著襯衫、打著領帶的男子，邊打電腦、邊打哈欠邊說，「啊～好累喔！」

接著，就拿起一瓶保健食品吃下去，精神立即恢復。

在成人社會中，疲倦常被視為一種負面狀態，大家都不希望感到疲倦，也不希望別人覺得我們疲倦。然而，疲倦其實就是身體發出的一種自我警示信號，就像手機電池剩餘 20% 時，提醒我們要進入省電模式一樣。

在現代社會中，我們對休息也普遍存在著誤解，認為身體沒有太多的勞動，就不需要休息。多年以前，我出席一個長達 4 小時的會議之後，感到非常疲倦，迫切地需要安靜休息。令人感到好奇的是，在這場會議上我並沒有時常發言或提出建議，最多就是在表決時舉手投票，多數時間都是靜靜坐在那裡。

看似沒有什麼活動，但為什麼會議結束後還是會感到筋疲力竭呢？後來我想明白了，這是因為會議中有某些令人困惑的提案和討論需要思考，消耗了大量的腦力；討論中還有一些荒謬的發言也需要自我克制不發表評論，消耗了我的心力。因此僅管在會議期間我只是坐著，但我的思維和情感都有了嚴重的消耗，身體隨之發出信號，提醒我需要休息。

從這個經驗就可以了解，**會讓人感到疲倦、需要休息的**，並

不只是因為身體勞動消耗掉的體力，還包含分析思索時所消耗的「腦力」，以及因應情緒時會耗損的「心力」。

現代人的疲勞在於消耗心力與腦力

　　許多人認為，只有身體勞動才會造成疲倦，這樣的觀點其實是誤解了我們的生活和工作。例如 2017 年一次客運重大車禍引發的討論中，有官員竟然認為司機只有握住方向盤的時間才算工時，換句話說，其他時間都可以視為休息，這顯示了對勞動和休息的極大誤解。

　　同樣的，在生活中也存在許多類似的誤解，例如很多人認為家庭主婦整天在家照顧孩子，沒有太多複雜的勞動，應該不會感到太累。其實，照顧孩子本身就是一項極度耗費心力和腦力的工作，更不用說還要處理各種家務，這些也都會耗損大量的體力。

　　對於上班族來說，經常參加會議、提出提案、應對客戶，甚至可能會受到上司的責怪等，這些日常工作雖然不需要體力，但卻極大地耗費了腦力與心力。最麻煩的是，腦力和心力的恢復並不像體力那麼容易被感受與理解，很多人也因為沒能好好休息而無法獲得有效且足夠的恢復。白天累積的疲勞沒能恢復，壓力無法釋放，導致晚上難以入睡，進一步加劇了我們體力、心力、腦力的恢復困難。這樣的惡性循環不只使第二天情況變得更糟，也會降低對工作的熱情。

　　休息的方式有很多種，了解正確的原則後，選擇適合自己的

方式是至關重要的，而不是模仿他人的做法。有些人的休息方式可能出乎意料，看似不負責任的行為也可能是一種恢復。例如研究發現，觀看電影或戲劇的重播有助於精力恢復，這也是為什麼一些節目不斷重播仍然有觀眾收看的原因。

許多人可能會認為靜止不動就是休息的最佳方式，但實際情況並非如此。坐著或躺著的確對體力恢復有所幫助，但如果你的思維仍然圍繞著工作或令人煩惱的事情，那麼對心力和腦力的恢復幫助就不大。

此外，研究還發現，散步雖然需要一定的體力，但是對於心力恢復非常有益，甚至可能激發更好的思考表現。

有些人在週末選擇開車長途旅行或進行戶外露營，也許你會認為這樣不過是讓自己更加疲憊而已，又怎麼會休息到呢？事實上，露營本身對心力和腦力都有很好的恢復作用，雖然這可能需要耗費一些體力，但由於現代人許多工作都是在電腦前進行，消耗了大量的腦力，所以露營反而可以為身體和心靈、大腦之間提供平衡。

通過上述例子，我們可以了解到休息的多種形式，而最重要的是，要明白休息的原則，而不是僅僅追求某種形式——**休息不只是為了要走更長遠的路，而且還是用更好的姿態與方法來走**。有了充分的休息才能讓工作有最佳的表現，也讓大腦與身體的健康可以長期而穩定地持續。

因此，投入一段時間的工作努力之後，你絕對值得為自己留出一段時間來休息，這才是實現長期健康生活和成長的關鍵。多

年前金城武有一個廣告名言：「世界愈快，心則慢。」這句話正是現在社會中所有努力工作的上班族需要深刻體會的，待辦事項永遠不會有全部做完的一天，因此一直追逐著未完成事項會是個無底洞。留下些許空白時間給自己，在動靜之間取得一個平衡，身心能處於最佳狀態，才是美好生活的根本之道。

以「333 休息法」平衡工作和生活

從長期觀點來看待休息，我們需要找到更有效的方式來平衡工作和生活，以確保身心健康，推薦可以採取「333 休息法」的原則，在《認真的你，有好好休息嗎？》一書中，這個方法稱為「三小休息法」，因為在不同階段都與數字 3 有關。這種休息法有助於確保我們在日常生活中得到足夠的休息和放鬆，從而提高工作和生活的品質。

❶ **每天 30 分鐘休息：午睡、休息、散步、放鬆**

這個部分關注的是日常生活中的短暫休息，每天抽出至少30 分鐘，用於午睡、休息、散步或簡單的身心放鬆活動。許多人在下午時間選擇午睡，這是一個非常有效的休息方式。一個短暫的午睡可以幫助你恢復精力、提高專注力，並改善情緒。對於那些每天工作壓力大的人來說，是一種小而強大的休息方式。

另一個選擇是進行單純的休息，例如坐下來閱讀一本書、聆聽音樂或深呼吸幾分鐘。這種小休息可以讓思緒放鬆，減輕壓力，讓你在工作後感到更加清爽和充滿活力。如果你更傾向於活

動，那麼每天 30 分鐘的散步也是一個不錯的選擇。散步不僅有益於身體健康，還可以幫助釋放壓力、改善心情。此外，簡單的身心放鬆活動，例如冥想或瑜伽，也可以幫助你在每天的生活中找到平衡和內心寧靜。這些技巧可以減輕焦慮，提高情感健康，使人能夠更好地應對日常壓力。

❷ 每週 3 小時休閒：看電影、逛街、展覽、運動

每週抽出至少 3 小時的時間，享受喜愛的休閒活動，例如觀看電影、逛街、參觀展覽或參加運動。想像一下，每週充裕的休閒時間，可以與家人朋友一起觀賞最新的電影，或者參觀當地的藝術展覽。這種休閒時間可以幫助你建立更豐富的生活，擴展興趣和娛樂選擇。

參觀展覽或博物館是一種文化豐富的休閒活動，可以欣賞藝術品，了解歷史，或者參加有趣的展覽，這類活動可以啟發思維，讓你更具創造力。如果你偏愛運動，每週 3 小時的休閒時間也可以用於參加喜愛的活動，無論是跑步、游泳、瑜伽，還是其他運動，都可以幫助你保持身體健康，釋放日常生活中積累的壓力，並提高幸福感。

❸ 每隔 3 個月旅行：一整天或兩天一夜的出遊

旅行是一種放鬆身心、體驗不同文化的絕佳方式。可以選擇前往附近的城市、沿海地區或山區，享受一段輕鬆的度假時光。這種頻率的小旅行讓你有機會逃離日常生活的壓力，並擴展視野。可以品嘗新的美食、參觀當地景點，或者只是在大自然中放鬆身心。對於喜愛冒險的人來說，每隔 3 個月的短途旅行也可以

是一個探尋刺激感的機會，嘗試以前未曾做過的活動，如登山、潛水或探險。

「333 休息法」是一種有助於長期生活平衡的原則，提供了每天、每週和每季不同頻率的休息，透過安排合適的休息來確保在繁忙生活中獲得平衡，保護身心健康，並增加幸福感。

看見散步的美好

不知道是因為年紀漸長，還是心態上的變化，我漸漸無法接受長時間坐在電腦前面的工作型態，一久坐就會感覺焦躁煩悶、注意力下降。很多次開會或跟學生 meeting 時，我甚至喜歡在室內走來走去，這樣似乎可以讓我的腦子動得比較快。

現在有一些機構或企業已經意識到久坐可能會對健康產生負面影響，開始推動站著工作。站著工作對我們的好處包括降低心臟疾病的風險、防止久坐造成背部疼痛、更容易燃燒脂肪、保持血糖平衡，並且有益心理健康。就算你的職場還沒有推動站著工作，也建議大家平常上班時，三不五時站起來活動筋骨，吃完午飯後覺得昏昏欲睡時，也可以站起來處理公事，讓自己的腦袋醒過來，工作就會變得更加有效率。

除了站著工作以外，我也很推薦在每天繁忙的工作中安排散步時間。

如果你是個腦力勞動者，安排散步時間才能讓你的工作效率更加提升，以及產出更有價值的內容。散步除了能讓人放鬆

之外，也是個讓人處於擴散式思考（Divergent Thinking）的好方法。史丹佛大學的兩位學者曾做一個研究來論證散步對於創意的效果。他們測試了散步與坐著、室內與室外、實際走動跟走跑步機，發現無論是哪種情況，只要有走動，即使在室內面對著牆壁跑，在創意評估測驗上得分就會比較高。換句話說，走動可以啟發我們大腦的創意和靈感，讓你在聚斂式思考（Convergent Thinking）找不到最佳解時，有天外飛來一筆的可能。

散步就曾帶給我如此印象深刻的頓悟瞬間（Aha moment）。

當年我的博士論文結果跟過往相關研究對照之下，大約是一半支持、一半不支持，這種討論最難寫了，但我還是需要對此做出結論，我的結論是什麼呢？直到把論文紙本寄出給口委時，都還是想不到。

通常當我們過度專注於某個事物時，往往會忽略其他事情，這就好比進入了隧道，只看到前方狹小的隧道口景象，卻無法看到隧道外廣闊的視野。過度聚焦在某個方面，就像是鑽進牛角尖一樣，難以進行多方面的思考，無法跳脫既定框架。

到了口試前兩天，簡報也準備得差不多了，但最重要的那塊拼圖還是沒有找到！在絞盡腦汁之後，我決定去散步。我獨自在午夜的校園中走著走著，突然就頓悟了那個最重要的結論。口試報告完後，指導教授非常滿意我的結論，但卻很不滿為什麼我沒有將這個結論寫進論文中，當時我不敢跟他說，這是前天晚上散步時才想到的。

人的思考型態大致上可分為兩種：聚斂式思考與擴散式思

考。聚斂式思考指的是集中注意力在某個焦點，透過既有的經驗與知識去尋找最佳解答。例如一般數學考試的證明題就需要這種思考模式。擴散式思考則剛好相反，是要盡可能從不同角度找出各式各樣的答案，並沒有所謂的最佳解。因此當我們問題解不出來或是需要靈感的時候，就會需要擴散性思考。一般所說的創造力、創意，多是來自於擴散式思考模式。

當然，聚斂式思考與擴散式思考，這兩者並沒有孰好孰壞，端看你所需要的工作性質，而大部分的腦力勞動者是兩者都會需要。在工作中安排散步，可以讓大腦在工作與放鬆之間得到平衡、讓我們的思考得以掙脫枷鎖。

在如此煩躁的生活中，我們都應該看見散步的美好。

【練習】寫下屬於你的 333 休息活動

請先寫現有的，再持續擴增，建議保持 3-5 個選項		
每天 30 分鐘 的休息活動	每週 3 小時 的休息活動	每 3 個月 的休息活動

2-2 假性休息與疲倦的大腦

　　明倫是公司的中階主管，也就是夾在員工和高層之間，那個組織裡最悲慘的人！

　　他的每一天總是被大大小小的會議所包圍。這些會議不僅要他聽取部屬簡報、了解各專案進度，高層還需要他思考如何改進和提升部門內的工作效率。此外，明倫還被交付了開啟新專案的任務，他要收集許多前期資料，與團隊一同孵化新的點子，直到找到方向才能將其交給其他團隊成員負責。

　　白天在公司裡，明倫經常從一個會議室匆忙走向下一個，一整天都無法出門，甚至連午餐時間也不例外，他通常只能訂餐送到辦公室，一邊工作一邊吃。終於下班了，離開公司時，天空早已漆黑如墨，他偷瞄了一眼手腕上的穿戴式裝置，發現今天走路的步數居然還不到 1,000 步。

　　拖著疲累身軀回到家後，工作其實還沒有結束，那是另一輪奮鬥的開始。

　　晚餐後，明倫常常會繼續坐在書桌前研究資料，讀到筋疲力盡之後才會上床休息。這種生活方式從他年輕時就開始，雖然累，但當時似乎並沒有太大的問題，直到近來他開始發現自己的睡眠品質愈來愈差，經常在床上翻來覆去，無法入睡。

　　儘管明倫感到極度疲憊，但卻無法享受一夜好眠，這讓他感到非常煩惱。

明倫是一個典型的腦力勞動者，他的情況在許多中階主管中都很常見，尤其是那些非常認真工作的人。如果不適時對他每天大量的腦力消耗做些調整，很容易會出現睡眠或身心相關的困擾。在這裡，「腦力消耗」指的是跟思考、規劃、計算、記憶等相關的認知運作，並不涉及情緒相關。常見的開會討論、學校學習、讀資料、寫報告，都是屬於腦力消耗的範疇。

耗盡腦力的危險代價

　　腦力消耗雖然我們看不到，但這並不是一種心理作用，而是一種大腦生理反應。

　　2023 年法國心理學家佩西利昂（Mathias Pessiglione）及其研究小組進行了一項有趣的實驗，招募了 40 名參與者並隨機分成兩組，並進行長達 6 個小時的測驗，中間只有 2 次 10 分鐘的休息時間。兩組人雖然進行的總時間相同，但難度卻不同。其中一組相對簡單，不需要花費太多的思考，另一組則需要做複雜的思考和分析。

　　結果顯示，需要進行複雜思考的那組人，在大腦的前額葉累積了相當多的麩胺酸（glutmate）。當麩胺酸在此處累積過多時，就會影響大腦的正常運作，導致我們難以制訂計劃和做出決策，表現出一種「精神不好」、「不想做事」的狀況。

　　若要比喻的話，就很像是手機電力快沒了，會進入省電模式一樣。在省電模式中，只會維持基本功能運作，複雜、耗電的功

能就會暫停。此外，這個實驗結果還發現，雖然腦力消耗較多的那組人，大腦活動已經出現疲態，但受測者對於自己的疲勞程度估計卻與另一組無異。這意味著，**人們往往無法很快覺察到腦力的消耗，就像一個喝酒的人自認為自己還能清醒地開車一樣危險。**

透過這項腦科學研究，我們能了解腦力消耗不是一種心理感覺而已，更是一種大腦生理現象，恢復的關鍵在於排除大腦累積的廢棄物質。一般情況下，我們會避免進一步消耗腦力，選擇休息讓腦力得以緩緩恢復。透過更深層且有效的休息方式，例如充足的睡眠或正念、冥想，就能夠迅速地幫助大腦恢復狀態。

因此，就腦力而言，安排適當的休息就如同手機需要充電一樣不可或缺。

有些人或許以為憑藉著意志力、動機或熱情，就可以克服工作中的疲勞，只要充滿幹勁就能夠持續工作。表面上看起來似乎如此，但實際上這種情況等於是透過強迫我們的大腦忽略資源和能量不足而達成的。這就好比當手機電池量低於 20% 時，它已經提醒我們得要進入省電模式，而我們卻選擇不進入省電模式，仍然保持正常運作，在這種情況下，通常很快就會耗盡電力。如果手機總是使用到電力耗盡，電池的壽命將會迅速下降。在腦力消耗上，也是一樣的情況。儘管我們在短期內或許能夠靠意志力堅持，但長期下來，這種壓榨腦力的做法必然會產生代價。

讓大腦休息，它會帶你走向正確路徑

有些人之所以可以不停工作，是因為努力總是能累積一些成果，而那些成果總是能讓人興奮、有成就感，因此就會有更大的熱情與動力繼續前進。然而，持續工作未必會帶來最佳的效能，多做也未必等同於多得，有時候反而會引發錯誤，這都是因為腦力不斷地被消耗。

長期透過意志力或熱情持續進行腦力工作，若缺乏適當的休息，會使身體和大腦長時間處於工作模式，就像持續處於高度警戒狀態一樣。久而久之，這種狀態可能會成為常態，難以在該休息的時候放鬆，也因此可能會影響到睡眠品質。休息，不僅是為了讓大腦恢復運作功能的效率，也是讓我們可以稍微地遠離工作，避免深陷其中。

不過，在休息期間，儘管我們可能覺得自己在放空，其實大腦實際上仍在默默進行資訊整理，有助於之後的工作。有研究指出，大腦在休息或睡眠時會提前規劃未來的行動路徑。

實驗過程中，研究人員設計了在一個 T 字形走道，老鼠可以從走道的底部出發，但在通往左右兩側的路口都放了柵欄，擋住了老鼠前進的路。不過，老鼠仍然可以看到通往右側的路口有食物，而左側的路口則沒有。接著研究人員讓老鼠休息了 1 小時後，再次回到 T 字形走道，這一次柵欄已經被移除，牠可以自由地選擇前往放有食物的右側或空蕩蕩的左側。

令人驚奇的是，研究人員發現，走到食物地點而出現反應的

那些位置細胞（place cell），其實在休息時就已經先反應了！換句話說，即使在休息時，老鼠還沒有到達食物的地點，但牠的大腦已經預先模擬了這個行動。而對於沒有食物的地方，雖然老鼠也曾提前看過，但由於缺乏誘因，牠的大腦在休息時並沒有對此路徑做出預測。

這項研究顯示，休息不僅僅是靜止和放空，實際上大腦還會自動地規劃未來的正確行動路徑。因此在這裡要跟認真工作的你說，千萬不要將工作排得滿滿的，要留出一些空白的時間，才能夠更好地規劃並迎接未來的挑戰。也不要讓自己忙得不知道該往哪裡前進，給自己一些好好休息的機會，也許會發現可以走得更長遠的路。

【小提醒】腦力耗損帶來的危機

1. 腦力就像手機電量一樣，使用量愈大消耗就愈大，所以消耗了就要停止運作來充電恢復。
2. 過量使用腦力會容易出錯，工作效能也會降低。
3. 過量使用腦力卻沒放鬆，會讓大腦與身體持續緊繃導致失眠。
4. 休息時的大腦除了恢復能量以外，也會對未來進行預先規劃。

2-3 中止心力消耗，不被情緒勞動綁架

　　小慧從事的是服務業，每一天在工作中她都必須應對各種不同的客人，需要時常保持微笑，並且處理各式各樣的客訴，有時還得忍受客人或主管的指責。下班後，她要趕去接小孩，回到家要負擔家事、幫孩子看功課、安排家庭行程。一整天下來，她總是感到極度疲憊。

　　直到晚上孩子入睡後，她才有自己的時間。

　　儘管小慧明白自己應該早點休息，以確保有足夠的睡眠，但她卻捨不得入睡。即使手邊沒有特別的事情要做，但她還是不願意放下這段難得只屬於自己的深夜時光。所以她通常會隨意地滑手機或追劇，時間就這樣不知不覺地過去了。這種習慣性的熬夜對她的睡眠造成了損害，導致她隔天精神不振，工作效率也跟著下降。

　　小慧的情況並不只是因為工作需要消耗很多的腦力或體力，那些事情雖然繁雜但都不算困難，她的疲憊感主要是來自過多的心力消耗。

　　許多一線的客服人員，儘管執行的工作內容不難，但因為客戶需求千變萬化，容易導致他們的心理壓力和情緒波動。在工作上，他們必須應對各種情緒勞動和壓力，卻無法將真實的情感表現出來，久而久之形成一種情緒上的內耗。

心力消耗隱而不見，卻影響甚深

　　所謂的「心力」，指的就是情緒和壓力，當你需要應對各種情緒和壓力，但又不能將真實情感表現出來，必須保持冷靜自持的態度時，就會極大地消耗我們的精力。而且，不僅是負面情緒會耗費心力，強烈的正面情緒也是如此。想像一下，你參加了一個極其歡樂的派對，整個過程都感到非常的快樂和興奮。在這種高昂的情緒下，我們的交感神經系統會很活躍，這就有點像身體在備戰狀態下，如果持續的時間過長，也會帶來疲勞感。

　　另一個消耗心力的來源是：無法自主控制或預期的情緒事件。舉例來說，你可能正在專心工作，突然間遭遇客戶或主管的責罵，或者當你正在照顧孩子時，孩子突然哭鬧或把家弄得一團亂。這種情況下，即使你的內心感到生氣或難過，但因為手邊還有工作要進行，而無法將感受在當下表現出來，這樣的情況也會大量地消耗心力。

　　照顧孩子其實是一項極具挑戰性的工作，主要是因為孩子的行為和需求常常出乎我們的意料之外，這使得心理負擔成為主要的疲勞來源。

　　事實上，無論是強烈的正面或負面情緒，以及無法預期的情緒事件，都可能在日常生活中消耗著我們的心力。但是心力的消耗卻常常容易被忽視，因為這並不像體力耗損那麼明顯，也不需要進行高度的腦力活動。

　　然而，當情緒事件發生時，如果我們無法在當下表現出內心

真實的情感，而必須自我控制和隱藏情感，過程中需要使用大腦前額葉的功能，這也就視為一種腦力的消耗。因此，當我們不僅要應對各種情緒，同時還需要保持微笑來面對外界時，情緒本身的消耗及控制都會耗損心力和腦力。如果長時間忍受這樣的壓力，又沒有足夠的休息和釋放，我們就很容易失去控制，說出後悔的話，或是做出衝動的行為。

舉例來說，一些父母在白天已經上了一天班，下班後面臨孩子的哭鬧或意外的行為，就很有可能會讓他們感到不耐煩，甚至有打罵的衝動。這種現象背後並不是因為他們不愛孩子或不懂教養，而是因為他們的心力在一天的工作和生活壓力下已經過度消耗，導致他們回家後一放鬆就容易情緒反應激烈。

工作時耗費太多心力，可能會對下班後的行為產生一系列影響。一項有趣的研究聚焦於美國的服務業工作者，他們在應對客戶時是否表達不真實的情感（例如假笑或壓抑憤怒），以及這種情感表達與飲酒行為之間是否會存在關聯。

這項研究的進行方式是結合問卷調查和日記法，收集了不同的服務業部門（例如餐飲、零售、醫療等）工作者的數據，結果發現，白天工作時必須抑制自己的感受，展現不真實的情感，確實會增加工作者喝酒的可能性。

還有一項研究針對中國的 125 名程式設計師進行，其中約有四分之一是女性，平均年齡為 34 歲。這項研究要求參與者連續多天記錄他們的工作負擔、飲食習慣，以及睡眠情況。結果發現，當參與者的日間工作負擔加大時，晚餐選擇垃圾食物的機會

也隨之增加。相反的,如果前一晚睡眠充足,吃垃圾食物的情況就會減少。

　　為什麼下班後會出現大吃大喝的行為?研究者認為這與自我控制有關。白天的工作負擔可能會消耗心力和自我控制的資源,因此很難克制對即時快樂食物的誘惑,導致人們傾向於尋求酒精或高熱量食物來彌補的這種心理需求。

中止心力消耗的 2 方法

　　儘管人們普遍認為工作和個人生活有明確的分隔,但實際運作上我們還是一個連續的個體。如果工作時過度控制或壓抑我們真實的情緒,下班後的時間和選擇可能主要都來用於補償這種心力上的消耗,導致我們的生活過度聚焦於工作,卻丟失了在生活中追求個人愉悅的樂趣。總而言之,我們應該認識到心力的消耗和情緒控制之間的關聯性,以及長期忍受情緒壓力對我們的不良影響。

　　心力消耗的特點主要源於強烈的情緒,或需要控制情緒而不能表露的情況。為了避免心力的消耗,首先要練習察覺你的情緒,一旦察覺到情緒出現,甚至過於強烈,就可以先暫停,試著將注意力拉回到當下,刻意中止這種因為情緒而造成心力內耗的情況。適時的休息和情緒釋放對於中止心力消耗、保持心理健康至關重要,也有助於我們更好地應對生活中的種種挑戰。以下提供 2 個立刻中止心力內耗的方法:

方法 1 ｜ 自我察覺

想要心力恢復的關鍵，首先是要能夠覺察自己，意識到你正在經歷一種情緒，內心正在消耗能量。覺察到了之後，就可以選擇是否要繼續這種能量的消耗。

有一次，我帶著 3 歲的女兒從停車場走回家，大約要走 10 分鐘的路程。步行過程中會經過一個公園。一般情況下，我會選擇最快的直線路徑回家，然而這次繞進了公園，孩子卻走著走著就跑向一旁的石頭，站在上面跳兩下；看到旁邊有花，又要走過去看看。當下我開始感到不耐煩，因為她這麼做會延長走路回家的時間，也不符合我原本的規劃。這種不耐煩的情緒就是一種心理能量的耗損。

在那一刻我突然想到：我真的需要以最快的速度回家嗎？假設直線行走只要 10 分鐘，繞進公園跟著孩子走，可能要 15 分鐘。雖然要花更多時間，但如果這多出來的 5 分鐘可以為孩子帶來快樂，這 5 分鐘值得嗎？當下，我選擇不走直線回家，而是陪著孩子繞進公園多走一些路，因為這樣她會更快樂。

這只是生活中的一個小例子，首先，你要覺察到內心是否一直處於情緒消耗中，包括不耐煩、擔憂和生氣等負面情緒。一旦察覺到了，就可以有不同的選擇，你可以選擇繼續被這些情緒消耗心力，也可以尋找其他方法來減少心力消耗。

在工作中，受到客戶或上司的責罵時，我們也常會自動進入一種備戰狀態，這時容易與客戶或上司發生衝突，而且會極大地消耗你的心力。此時更應該暫停下來想想，眼前的情況真的與

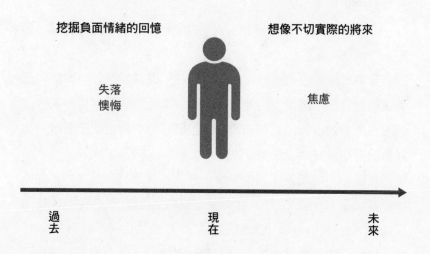

圖2　注意力與負面情緒的發展

挖掘負面情緒的回憶　　　　　　　想像不切實際的將來

失落　　　　　　　　　　　　　　焦慮
懊悔

過去　　　　　　　現在　　　　　　未來

自己的處理方式有關呢？還是別人的處理方式造成了現在這種後果，我們可以如何用更好的態度來應對呢？

　　當察覺到這些情況後，你可以主動選擇採取更有效的方式來應對工作上的狀況，而不必繼續隨著情緒來消耗自己的心力。

方法 2 ｜專注於當下

　　除了覺察，中止心力消耗還有另一個關鍵，那就是將注意力集中在當下，而非讓思緒停留在過去或未來的負面事件上。當我們擔憂未來或緬懷過去時，很容易出現生氣、難過、悲傷或痛苦的情緒，這些情緒常會不斷擴大而我們卻不自知（圖 2）。

舉例來說，「焦慮」常常是對於尚未發生的未來，有了不切實際的擔憂。

「失落、懊悔」則是對已經發生的事情與理想有落差時，而產生的情緒。

要降低生活中負面情緒的心力消耗，關鍵就在於培養讓自己的注意力能夠回歸當下的能力。未來的事情無法預測和控制，已經發生的事情也無法消除和改變，我們能做的就是繼續把當下應該做的事情做好而已。

其實，光是能夠「領悟覺察」和「選擇專注於當下」，就能中止或減少心力的耗費，避免壓力累積，之後要花費過多時間來恢復。2010 年一項研究顯示，在日常生活中，無論你在做什麼，只要能專注在其中，感受都會是更快樂、愉悅的。然而我們往往讓思緒放在過去或未來，而不是真正活在當下。如果常常陷入過去的憂慮、挫折之中，或者對未來的不確定性感到擔憂，這些想法都會耗費你的心力。

因此，只要能夠覺察這些消耗心力的思緒，並且停下它，就能有助於心力和大腦的恢復。所以，放下過去的包袱，不過於擔心未來，品嘗當下的美好瞬間，這將有助於提升你的生活品質。

避免發生過多情緒勞動

陳偉強是一家大型跨國企業的市場營銷經理，每天必須與來自不同背景和性格的同事、客戶，以及合作夥伴互動。

一天，偉強要主持一個重要的項目會議，討論的議題充滿爭議。會議中一位重要的合作夥伴對項目的某些方面強烈表示不滿。偉強的內心感受到極大的壓力，但他得在會議上保持鎮定與微笑，以維護良好的業務關係。

過程中，他耐心地聆聽對方的意見，並以積極和善的態度回覆解決方案。

會議結束後，偉強感到筋疲力盡，還來不及喘口氣，又接到一位重要客戶的電話，對公司最近的一次產品推廣活動表達了強烈的不滿。即使偉強的內心感到忿忿不平，他還是必須在工作上保持冷靜和專業，再次耐心地聆聽客戶的意見，並承諾會盡快提供解決方案。

這樣情景，你是不是很熟悉？

為了符合他人的期待和需求，我們在工作中需要刻意調節自己的情緒表達，甚至違反自己最真實的情緒。例如面對一些不合理的要求與對待，卻要和顏悅色地因應，這就是所謂的情緒勞動（Emotional Labor）。

大量情緒勞動的工作像是客服、服務業、老師等，企業當中也會有不少消耗心力的情緒勞動情境，像是進行冗長又沒效率的會議、應付從上司、客戶甚至是同事的需求，除了耗費我們的腦力之外，也相當地耗費心力，但工作時的心力耗損往往最容易被我們所忽略。

內心天人交戰，當下該怎麼做？

從自我控制的角度來探討情緒控制，就會發現它實際上是一種相當耗費心力的行為。我們以一個兒時常玩的遊戲為例，其中你必須忍住不笑，即使有人搔你癢，比如摸你的腳底或背部也都要不為所動。或像是青春期的聯誼遊戲，男女雙方互相凝視，卻不能把眼神移開，也不能有任何表情。

回想上述這些情景，你是不是覺得一場遊戲玩下來，你只想鬆口氣，休息一下？

你可以想像情緒控制是很累人的。在職場上，尤其是服務業，如餐飲業員工、空服員等，他們每天的工作不僅限於職責範圍，還要經常面對各種客人不尋常的要求，即使內心不滿，也必須保持笑容。人們常誤以為沒有從事體力勞動就不會累，但這種高度的情緒勞動也不是只限於表面堆出笑容，還包括要在心底壓抑自己真實的感受，其精力和能量的消耗程度並不亞於體力勞動，對心理健康的影響也不容小覷。

事實上，工作只要與人互動，就會產生情緒勞動。情緒勞動對於我們來說，既是工作的一部分，也是一項挑戰，這不僅僅是因為必須保持專業，同時更要處理自己內心的情感。當我們不得不戴上面具，用笑容面對他人時，這種壓抑自我真實情感的行為，長期下來很容易導致內心與真實自我的矛盾和分裂，讓人感到不適。

許多人可能沒有意識到，白天的情緒勞動甚至會影響睡眠。

一項研究收集了大量樣本，調查上班族的情緒勞動程度，以及對工作穩定性的感受。「工作不確定性」是指員工對自己職位的持續性感知，例如他們認為自己是短期合約工或擁有長期職位。結果發現，無論是情緒勞動程度或是工作不確定性，都會影響夜間的睡眠品質。如果這兩者結合，對睡眠品質的負面影響將會更加巨大。讓我們想像一下，如果某服務業員工既要面對第一線的情緒勞動，又是短期合約工，他們的睡眠品質很有可能會受到嚴重影響。

這也在提醒我們，日間的工作壓力、情緒調節，與夜間的睡眠息息相關，這是許多人可能未曾意識到的事實。不過，既然我們每一個人在工作場合都會有情緒勞動，那當下在心態上到底要怎麼處理，才能中止情緒內耗掉我們的心力呢？

❶ 同理心：當我們在職場上遇到困難或不合理的同事或客戶時，可能會本能的感到憤怒或想要反駁。但如果能理解到，這些人可能是出於保護自己的脆弱或利益，而表現出這樣的行為，並不是特別針對自己，就能讓激動的情緒緩和下來。

這種以同理心為出發點的理解，能幫助我們更加冷靜地處理工作中的衝突，並從中學習如何更好的與不同性格的人合作。

❷ 專注正面：無論是何種職業環境，總會有發生情緒勞動的時刻。例如在一個銷售專案中難免會有難搞的客戶。在這種情況下，重要的是，不要讓少數的個案影響我們

對整體客戶群，甚至是對工作的看法。試著專注於那些積極互動和給予我們正面回饋的客戶，而不是被少數負面經驗所左右。

❸ **學會區分個案和整體**：我們必須記住，那些行為異常的個體不應被視為整個群體的代表。例如在公司中，如果我們將一位難相處的同事或主管的言行，視為整個部門或公司的態度，我們所承受的壓力將會增加。

因此，學會區分個別案例和整體情況，並適當地調節負面情緒和解決問題，對於維持職場的心理健康和情緒穩定就很有幫助。

面對情緒勞動，自我調適 3 建議

既然工作中的情緒勞動是必然得面對的議題，那我們要如何有效地在工作中進行自我調適，才能心不累、人不委屈呢？在這裡分享 3 個在職場上面對情緒勞動的建議：

建議 1｜主管和同事之間的相互支持

在工作上是否有支持你的主管和同事，當然這通常不是我們自己能夠完全掌控的。以公司員工為例，你可能無法要求你的主管支持你，因此這一點更多是對主管們的一個提醒：如果你是一位主管，請記得支持你的部屬。

之前有新聞報導臺灣某家航空公司的空服員，被一位 200 公

斤的男性乘客要求幫忙在如廁後擦屁股，在被要求提供不合理的服務之後，該名空服員提出休假以進行心理調適時，卻遭到公司無情的拒絕。在這種工作環境下的情緒勞動，如果沒有得到同事和主管的支持，很容易會導致心理崩潰或引起工作倦怠，甚至造成員工離職。

因此，如果你的工作常要涉及情緒勞動，請盡量創造一個互相支持的團隊環境，這樣遇到困難或委屈時，就有人可以同理你的遭遇、提供你正向的回饋，甚至是一起思考解決方法。至少在我看來，主管和同事之間的相互支持，實在是不可或缺的要素。

建議 2 ｜將不合理的情緒勞動與個人價值感進行分離

對許多上班族來說，他們經常要面對顧客的批評或不滿，或者是主管與同事之間的摩擦，這種情況如果持續太久，可能會讓他們感到自身價值也隨之降低，覺得自己好像很沒用，怎麼做都做不好，永遠無法達到主管的要求，客戶永遠不會滿意……這時候，請你一定要意識到，這些挑戰和困難並不是反映你個人的價值，而是工作本身的性質所帶來的情緒勞動。

特別是一線的服務人員，必須學會將工作和個人價值區分開來。遭遇不合理的批評或要求，並不是你個人的問題，而是某些工作在本質上就需要面對這樣的挑戰。所以，從某種程度上來說，我們要努力將工作上的挑戰和隨之而來的情緒勞動與個人價值感進行分離，以保護自己的心理健康和自尊。

建議 3 ｜在工作中尋找意義感

　　每份工作都有它好與不好的一面，最重要的是，你如何看待自己的工作，並從中找到屬於自己的意義。美國 NASA 在執行登月任務時，整個太空中心的員工都有很強烈的歸屬感和使命感。即便是負責清潔的工作人員，也不認為自己僅僅是在做清潔工作，而是認為自己在協助人類實現太空探索的偉大目標。

　　這樣的認知並沒有錯，因為一個乾淨、整齊的環境能讓整個太空中心更有效率的執行任務，而這個不可或缺就是他們工作中的意義感。

　　同樣的，我會開始製作 Podcast 節目，也不僅僅是因為我喜歡這件事，還有因為節目而產生的意義感，讓我能持續下去。許多聽眾私訊或當面告訴我，他們在聽了節目後，從低潮中走了出來。這證明了我分享的心理學知識和觀點，對人們的生活甚至生命有正面的影響，無疑地又更增加了我製作節目的動力。

　　意義感是主觀的，每個人的認知都不同，必須要由自己去發現與感受。以生養孩子為例，儘管現代社會中許多人因為種種原因選擇不要孩子，但也有許多人從撫養孩子中得到極大的滿足感和意義感。發現工作中的意義感，尤其是在面對情緒勞動時，可以幫助我們更好地應對挑戰，維持對工作的熱情和承受力。

　　如果缺乏了意義感，工作可能會變成僅是為了賺錢或養家的行為，而缺乏熱情，則是會讓情緒勞動變得更加艱難。

　　以上這 3 個建議觀點都非常值得深思，尤其是對於那些在工作中面臨強大情緒勞動的人來說，它們可以幫助我們轉化困難，

讓我們在面對生活中的種種挑戰時，內心能更加堅強，找到應對的辦法，而不是一直陷入在困境之中。

【小提醒】心力耗損帶來的危機

1. 心力消耗常來自於過強的情緒，我們需要控制情緒。

2. 練習覺察自己的情緒，若過於高漲時應先暫停或中止，再另尋他法以減少心力消耗。

3. 強調的負面情緒也常常是來自於過去或未來，學習把注意力回到當下，有助於減緩心力的耗損。

【練習】檢視你在工作中的情緒勞動強度

請寫下工作中 3 種最常發生情緒勞動的情境,並寫下這些情境跟個人能力不足的關係有多大。例如:上課時有人聽到睡著(10%):		
情緒勞動情境	與自身能力不足的關係	當下我怎麼做?
範例: 教學時有人聽課聽到睡著,引發我的沮喪和失望	10%	專注正面、區分個案和整體→其中 1 位學生睡著不代表我教不好,下課後還是有其他學生來問問題

2-4 日常實踐，讓你心不累、大腦不報廢

體力恢復的原則大家應該都非常清楚吧？就是休息和攝取足夠的食物。

但是心力和腦力的恢復一般比較不容易理解。之前的章節中提到，心力主要是由情緒引起的能量消耗，而腦力則主要是由思考和規劃引起的能量消耗，這兩者通常是一起被消耗的，只是不同的工作性質所耗費的程度會有所差別。所以，心力和腦力恢復的原則也大致相同。以下提供回復心力、腦力的 3 個原則：

原則 1 ｜將注意力從工作或其他消耗心力和腦力的事物中分離

舉個例子，如果你出國旅行，但心中時刻掛念著工作，或者旅行時還帶著筆記型電腦，準備隨時處理工作事項，那你將無法獲得真正的休息和放鬆。關鍵在於，休假時要完全擺脫工作或那些佔據你心力的事情，只有這樣，你才能享受到真正的休息。

原則 2 ｜休息時選擇一些不會耗費太多腦力的活動，同時又能夠帶來正向療癒效果，讓你的心靈平靜

追劇或者玩手遊就不適合，因為它們會佔用你的腦力；即使是閱讀，也應該選擇那些不會讓你過度思考或感到沮喪的書籍。總而言之，心力及腦力的恢復活動必須符合這些條件：

❶ 不過於消耗腦力

❷ 能帶來內心的平靜和愉悅

原則 3 ｜ 要讓自己的注意力完全投入當下

比如當你閱讀小說時，可以全身心地沉浸在書的故事情節之中，而不是邊讀著商業書籍，邊思考著對公司未來策略的計劃。唯有當你專注於當下，單純享受閱讀這件事的樂趣，才能獲得最佳的休息效果，否則，分散的注意力將會影響你的休憩品質，甚至帶給你更大的壓力。

愈是身處在繁忙的生活中，愈要要學會放鬆和恢復，以保持身心的平衡和健康。如此一來，我們才可以更好地處理工作上的壓力，讓生活充實而愉快，進而將耗去的能量補充回來。其實，在生活中也常常可以找到恢復心力和腦力的機會，只是這些吉光片羽時常被我們忽略了。

例如有一天晚上，我坐在書桌前寫稿。3 歲的女兒時不時地跑過來對我說，「爸爸，陪我玩吧！」於是我一面惦記著自己的工作，一面陪她玩遊戲，但卻老是心不在焉。在陪伴的過程中，雖然我的身體在那裡，但心思卻沒有在陪著她，而是一直想著怎麼儘快結束，回去完成我的工作。

可想而知，在陪伴的過程中，我逐漸感到不耐煩，而這種情緒也會傳染給她。後來我覺察到，既然已經花了時間，為什麼不專心陪伴女兒呢？繼續不耐煩、消耗心力也是於事無補。之後我選擇放下工作，全心地陪伴女兒一段時間。大約經過 10 多分鐘的玩耍後，她開心了，而我也感到愉快，接著我回到自己的書桌上，全神貫注地繼續未完成的工作。

這樣一來，不僅能夠讓女兒感受到爸爸的關愛，還能通過與她一起的愉快時光來恢復我的心力和腦力。這種高品質的陪伴對孩子的成長有幫助，更重要的是，在陪伴的那段時間裡，我們兩個同時都享受到快樂的時光。而這個經驗還教會了我一件事：在生活中，時刻關注工作並不是最重要的事情。有時候我們需要放慢腳步，專注於與親人的互動，享受那些珍貴的時刻。這不僅有助於心力和腦力恢復，還可以為家庭關係帶來更多的溫暖和親密。

恢復心腦力的生活 5 法

千萬不要忽視能與家人共度美好時光的機會，因為這些時刻都將會成為我們回憶中最寶貴的瞬間。接下來，我想與大家分享 5 個在日常生活中就可以實踐的休息方法，快速回復你的心力與腦力，讓你面對繁忙的工作和生活，也能心不累、大腦不報廢。

方法 1 ｜觀看不花腦力又喜愛的電視節目

紐約州立大學水牛城分校（University at Buffalo）的 Jaye Derrick 博士透過研究發現：觀看喜愛的電視節目重播，可以加快精力的恢復。

人們的心智資源是寶貴又有限的，完成了一件複雜的工作後就會耗掉我們的精力，此時意志力與自我控制就會隨之下降。一般而言，只要休息時間充足就可以將大腦的能量資源重新補滿，不過現在有比較快的方式可以用來回復精力——就是看喜愛的節目重播。

Jaye Derrick 博士進行了兩個實驗來支持他的論點。在第 1 個實驗中，50% 的參與者需要專注地完成一個較花腦力的作業，另一半則是進行較容易的作業。完成後再讓兩邊中各一半（25%）的受測者可以自由地描寫他們最喜歡的電視節目內容，其餘的人則是列出他們自己房間的物品清單，接著再一起進行另一項極花腦力的作業，來了解精力是否有恢復。

結果發現，若之前是分在「困難作業組」裡的受測者，在描寫喜愛電視節目時，會寫得比「容易作業組」還多，這表示當人們耗費心力完成一件工作時，也會希望花比較多的時間去回想節目內容。而在「困難作業組」中，描寫電視節目內容的詳細度，也明顯比列出房間物品者還要好，負向情緒也會比較低。這意味著，回想喜愛的電視節目內容，回復了他們的精力與情緒。

第 2 個實驗則是請受測者記錄自己每天的生活情形，主要記錄內容會是工作的難易度與觀看電視、電影與閱讀的情形。結果發現：若白天進行較耗費心神的工作後，晚上就會花比較多時間去看重播的電視、電影或是閱讀已看過的書，而此舉也能幫助他們隔天的負向情緒較低。

有趣的是：若是看喜愛的節目，但是是新單元而非重播時，就沒有這種效果。

這是為什麼呢？想像一下，觀看一部喜歡看但沒看過的電視劇時，你不僅會沉浸其中，還會開始思考接下來的情節，這多少會耗費一點腦力與心力。然而，如果你觀看的是已經很熟悉的劇集，由於先前就已經知道了喜愛的角色會有何進展，因此並不需

要耗費資源去思索與關注，可以盡情地投入劇中角色的情境與互動，輕鬆地陷入其中，而無需費心地思考接下來會發生什麼事。

這很符合我們剛才討論的 3 原則，選擇那些與工作無關的正向、愉悅事物，不需要花費太多腦力，並且能夠沉浸其中。看重複的電視劇與欣賞音樂，或使用香氛有相同的原理，只有當你全身心地投入其中時，才能獲得最佳效果。

方法 2 ｜ 正念飲食，細品入口食物

當你享用午餐時，是否會感到放鬆呢？或者我們可以換另一種方式來思考，如何才能在用餐時獲得放鬆？

很多人會一邊用餐一邊追劇，因為他們認為這樣能讓自己感到輕鬆。但實際上，追劇多少會消耗你的腦力。畢竟剛剛說了，觀看沒看過的電視劇時，我們不知不覺地就會開始思考接下來的情節，這多少還是會耗費我們的腦力與心力。所以，如果想透過「用餐」這個日常事件來幫助自己恢復精力，最好的方法就是全心專注在用餐上。

你可以回想一下，最近一次你吃的食物裡有多少種食材？

食材在嚼碎後，進入口腔時散發出了哪些香氣、它們的口感如何？

這些問題都是談用餐時，你是否仔細品味每一口食物的體驗。在進食時，如果你能仔細品味每一口食物，感受食材的味道、香氣、口感，以及吞嚥後的感覺，漸漸地進餐也可以成為一種很好的休息方式。這種用餐方式通常被稱為「慢食」，但你千

萬不要被「慢」這個詞誤導，它的重點並不是要吃得很慢，而是要將注意力集中在用餐這件事上，打開你的五感（視覺、聽覺、嗅覺、味覺和觸覺），專注感受每一口食物所帶來的體驗，藉由全身心地參與用餐這件事，來幫助自己更好地放鬆和恢復精力。

方法 3 ｜純真笑容的療癒力

讓心力和腦力獲得休息的第 3 種方法是，如果你有孩子，手機裡是否充滿了孩子們的照片和影片呢？當你感到疲憊時，拿起手機看看孩子的照片，也能迅速產生治癒的效果。觀看貓貓狗狗等毛小孩的照片或影片，也有同樣的療癒效果。

正如剛才所提到的，如果我們能夠將注意力從工作等事務上抽離出來，專注在孩子或毛小孩的照片上，將有助於恢復心力和腦力，讓你重新充滿幹勁，繼續工作。

方法 4 ｜接觸綠意，親近大自然

每到週末假日，臺灣各個知名的郊遊景點總是人山人海，還真的落實了「臺灣最美的風景就是人」這句話。有些人總覺得到處都人擠人，何必出門，去百貨公司逛街也是很好啊，方便又乾淨，還有冷氣吹。但是如果真要有助於恢復心力和腦力，大自然才有那股神奇的魔力，能讓人感到更平靜。

史丹佛大學（Stanford University）的 Gregory Bratman 教授等人，想了解人們在不同地區休閒的效果是否有差異。於是找了 38 位住在都會區的人，請他們分別在郊區及都會區散步 90 分

鐘，然後測量「芻思」（rumination）的程度，以及利用腦照影技術去觀察大腦狀態的改變。

「芻思」指的是，腦海裡會不斷地回想到以前的不愉快經驗，通常會讓人愈來愈低落，憂鬱症患者就很容易會有此現象。而大腦膝下前額皮質區（subgenual prefrontal cortex）與芻思行為、憂鬱症狀有關，當芻思行為愈多時，此區域就愈活躍。研究結果發現：在郊區與都會區散步並不會有生理指標上的差異，但在大腦膝下前額皮質區的活躍程度就有差了。

在郊區散步後的受測者，在這個腦區的活動程度較低，芻思行為也明顯較低。也就是說，到郊外散步跟在都會區散步是有差別的，到郊外走一走，真的可以讓人的行為跟大腦都呈現比較平靜、不亂想的狀態，這也不是百貨公司可以取代的，而且去百貨公司看到很多東西都想買，搞不好一個不小心錢包就瘦了，或是沒錢買，這都讓人很鬱卒，也很可能造成另外一種心力消費。

建議大家，假日還是花點時間到郊外走走吧，與大自然接觸可以讓你的心和腦更平靜。關鍵在於，當你置身於大自然環境中，同時思緒也在當下，而不是站在森林裡想著公司裡那些未完成的工作。另外，如果你覺得接觸大自然不太方便，或者你家附近沒有這樣的環境，一些景觀設計的相關研究也發現，接觸大自然並不需要身處在整片森林才有效。即使在城市中，只要周圍有一些綠意，同樣可以產生放鬆的效果。因此，到公園走走也是一個非常好的選擇。

方法 5 │專注於跑步的過程

最後分享的是，我自己經常運用來恢復心力的方式，那就是「跑步」。

千萬不要誤以為跑步是單純的勞力運動，正如前面所提到的，現代人不常進行體力活動，主要是在花費心力和腦力上，所以參與真正的運動，不僅可以增加身體活動，保持身體健康，你的注意力會聚焦在跑步的過程中，而不再糾結於工作或其他煩擾的事情，對腦袋來說，反而是一種暫時的休息。

同時在運動期間，你還會感受到大腦因為分泌腦內啡而變得愈來愈愉悅。完成運動後，你會獲得一種成就感，感覺整個人都充滿了活力。所以運動不僅是一種正向、讓你平靜的活動，生理上腦內啡的分泌也會讓你在心理上感到愉悅。因此，我特別推薦大家嘗試透過運動來幫助自己恢復心力和腦力。

理解上述這些恢復心力與腦力的日常實踐法，以及方法背後的原理，就請你試著設計適合自己的休息方式，並將它們融入你的日常生活中吧。

【練習】正念飲食：好好滋養自己的身體

1. 找個地方坐下來，靜靜的吃東西。

這樣可以減少不必要的刺激，幫助你更專注。吃甚麼食物都可以，但建議可以從比較簡單的食物開始，像是葡萄乾、水果或是喜歡的蔬菜。

2. 先以你的「視覺」來觀察食物。

注意它的顏色、形狀、紋路、光澤，有什麼平常沒有發現到的地方？如果有想吃的欲望升起，也允許它出現然後消逝。

3. 接下來，透過「嗅覺」來聞它的氣味。

可以把食物拿近到你的鼻尖，專注於聞味道這個當下的經驗，同時覺察各種情緒、想法的變化。

4. 接著，透過「觸覺」慢慢拿起食物。

把它放在手心感覺它的重量，是軟的、硬的、冷的、熱的、平滑的、粗糙的？如果有用任何器皿盛裝，也感受一下你觸摸器皿的感覺。

5. 在開始食用前，花一點時間來「感謝」眼前食物所蘊含的能量。

無論是太陽、雨水、空氣和土壤提供了大自然的養分，或是清理、烹煮、包裝、販售的人，都是許多人共同努力才生產出這個食物供我們食用

6. 把食物放進口中，透過「體感」來注意它的溫度，還有你的唾液如何分泌？

開始咀嚼食物，透過舌頭的**「觸覺和壓覺」**來注意它質地和口感的變化，或是你的牙齒和舌頭與它接觸時的質感？甚至是透過**「聽覺」**，你可以聽到自己咀嚼的聲音。

7. 當你開始把食物吞下去，好好「感受」這個吞嚥。

當食物滑過你的喉嚨，有什麼樣的感覺？你會急著想要吃下一口嗎？試著覺察到自己的慣性，先停下來、呼吸，並感受它在你口中的餘味。

8. 繼續用這樣的步調和方式來吃東西，打開你的「五感」來覺察當下。

全部吃完以後，對食物表達你的感謝。感謝它滋養你的身體，也讓你有練習正念的機會，可以恢復腦力和心力。

CHAPTER **3**

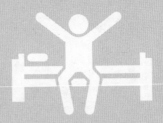

調節壓力與情緒——
按下暫停鍵，找回平衡

學會花時間照顧自己，確保自己的情緒穩定，才有餘裕去平衡工作和家庭生活，也才有餘力去給予他人更多的愛，進而恢復我們的關係。

3-1 關於「自律神經失調」這件大事

　　現代人對「自律神經失調」這個名詞應該不陌生！我們常聽到的生理或心理癥狀，好像有很多都和自律神經失調有關。例如，很多人會抱怨的「失眠怎麼辦？」、「自覺思緒無法集中」、「自覺常常焦慮不安」等，只要是種種找不到明確病因的身心不適都會有人說，這就是自律神經失調所引起的。不少人在聽到這個答案也會恍然大悟說，「哦，原來我是自律神經失調啊，所以才會這樣。」

　　「自律神經失調」這 6 個字，彷彿就是一切身心不適的解答，但其實自律神經失調很可能並不是原因，而是結果。到底什麼是自律神經失調呢？其實這並不是一個正式的醫學診斷，也就是說，它並不是一種在醫學上所定義的疾病，而是在描述人體自律神經活動的狀態。

自律神經系統的運作機制

　　由於自律神經系統是遍布全身的，負責調節身體各個組織和臟器的活動，包含心臟、肺臟、肝臟、腸胃、腎臟等，一旦失調，這些器官就很容易出問題。所以，我們不應該認為，既然自律神經失調又不是病，那就把它當作一件小事看待吧。

　　在認真看待我們的自律神經系統之前，先來了解它的機制是

如何運作的。

　　自律神經分成兩個系統，一個是負責興奮的「交感神經」系統，另一個則是負責放鬆的「副交感神經」系統。生活中，這兩個系統是互相合作的，就像是在開車一樣，交感神經系統是油門，負責前進；副交感神經系統是煞車，負責讓速度慢下來。開車時，我們需要在油門和煞車之間維持良好的平衡，該前進的時候踩油門，該慢下來時就踩煞車，所以理想的運作情況是，交感與副交感神經的活動會視外界環境變化而合作，呈現「動態平衡」的狀態（圖3）。

　　這個運作機制聽起來很單純，那到底是什麼原因會搞得這兩個系統無法平衡呢？這就要從引起自律神經失調的關鍵因素——壓力來講起了。

　　想像一下，如果你是狩獵採集時代的人，今天出門尋找食物時遇到一頭獅子，獅子也看到你了，兩方就在那邊對峙，接下來你會怎麼做呢？

　　你一定會感覺到一股很大的威脅性，接下來就有兩個選擇，要戰，還是要逃？不管是要戰鬥還是逃跑，身體都很需要能量來因應，這時候就由交感神經系統來負責了，你會開始心跳加速、呼吸急促、肌肉緊繃、末梢的血流都跑到大肌肉去，來激發你身體的潛能，準備跟牠戰鬥或是迅速逃跑到安全的地方。這就是我們俗稱的「戰或逃反應」（fight-or-flight response）。

　　這種遇到壓力的典型反應非常重要。想想，如果你並不感覺到威脅或害怕，還覺得這隻獅子好可愛，跑去跟這頭獅子玩或是

圖3 自律神經系統與壓力反應（示意圖）

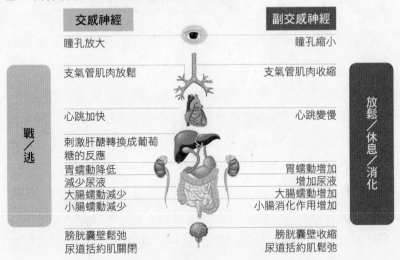

交感神經	副交感神經
瞳孔放大	瞳孔縮小
支氣管肌肉放鬆	支氣管肌肉收縮
心跳加快	心跳變慢
刺激肝醣轉換成葡萄糖的反應	
胃蠕動降低	胃蠕動增加
減少尿液	增加尿液
大腸蠕動減少	大腸蠕動增加
小腸蠕動減少	小腸消化作用增加
膀胱囊壁鬆弛	膀胱囊壁收縮
尿道括約肌關閉	尿道括約肌鬆弛

戰／逃　　　　　　　　　　　　放鬆／休息／消化

想要「吸個貓」，結果會發生什麼事呢？你就被獅子吃掉了！

所以，感受不到威脅或說交感神經不活躍的人種，經過長時間的演化就漸漸地被淘汰掉了，以至於現在的人類遇到威脅事件都會自動地讓交感神經活化，這是典型的壓力反應，為了要幫助我們因應眼前的困難。

不過，人體也不能一直處於這種激發的狀態，等逃到安全的地方，或是把這頭獅子打倒之後，就要讓交感神經恢復平靜，此時負責放鬆的副交感神經就活躍了起來，而這樣的交互作用就是一種平衡的狀態。

慢性壓力＆長期無法放鬆，交感神經過於活躍

當然，現代人的生活中已經不會有遇到獅子這種生死交關的時刻了，我們的壓力來源主要來自工作、課業、人際關係、經濟等，這些壓力的強度雖然不是很高、不會直接面臨死亡，但卻是持續存在、讓我們的大腦或神經處於隨時要應對的備戰狀態，長期下來就會讓交感神經過度活躍、副交感神經弱化，造成自律神經的不平衡。

隨著社會文化的演變，有 2 種因素使得人們面臨的壓力問題愈來愈嚴重。

首先是，持續變動的環境，形成一種不會消褪的「**慢性壓力**」。現代生活中，我們已不像是傳統的狩獵和農耕時代，每天都只做固定的那幾件事就好。現在是一個資訊和知識爆炸的時代，不斷有新事物持續發生，也會因此出現新的工作內容。

像是以前開雜貨店的面對顧客，只需要賣商品和找錢，但現在的便利超商店員既要煮茶葉蛋、烤地瓜、做飲料，還要會影印、購票……簡直是十八般武藝都得樣樣精通。又或者是像是利用社群對外聯繫和宣傳的社群小編，在 10 多年前的社會上根本就沒有這個工作。另外，像是人工智慧 AI 的各種應用，近期也如野火燎原般地擴及到各行業。人工智慧新創公司 Appier 首席 AI 科學家孫民就說：「你不會被 AI 取代，但會被懂得用 AI 的人取代。」於是，在近期「怎麼用 AI」就成為了顯學。

現代的人們多半很難以一招半式闖天下，為了生存我們必須

要持續精進，努力學習新事物。但令人沮喪的是，新事物不斷地冒出頭來，要學習的東西愈來愈多，對很多人來說形成了一種不會消褪、一直存在的慢性壓力。

其次，華人文化講求「**勤奮**」，從小就被教導要懸樑刺骨、鑿壁偷光，最好不要睡覺，一直工作、讀書。這樣的文化讓人不自覺地鞭策自己不斷努力，卻忽略了我們都需要休息。這種情況就像是明明已經下班了，可是在吃飯或和家人、朋友出去玩的時候，你的身體卻還緊繃著、心裡還惦記著工作。

長期無法放鬆，可能出現的生理表現像是肌肉痠痛、呼吸急促、心悸、頭痛、腸胃不適等；如果是反應在心理或情緒上，可能就會變成焦慮、坐立不安或是易怒，有些人甚至會發展成焦慮症。更麻煩的是，長期處於備戰、警戒的狀態，交感神經就像是一直被拉開的橡皮筋，撐久了就會失去彈性，而副交感神經的調節能力也會弱化。這就像是汽車的煞車不靈敏，身體變得容易爆衝，而且該放鬆時卻無法自行放鬆。

人體處於警戒或備戰狀態並非不好，若是平常工作、上學時，當然希望交感神經活化起來，才能有好的工作效率。但凡事都不能衝過頭，有副交感神經的適度調節，才能保有足夠的專注力完成任務，否則到了該休息或睡眠時，交感神經還處於備戰狀態，那就太緊繃了。到了該休息的時刻，我們還是希望交感神經的活動度下降、副交感神經的活動度提升，這樣才能幫助我們好好休息、放鬆入睡。

生活 3 習慣，激發副交感神經

愈處在高壓的環境中，我們的自律神經系統愈能靈活調節、具有彈性，就愈能幫助我們適應所處的環境。要幫助自律神經平衡，我們在日常生活中可以常做以下的 3 件事：

❶ **接觸大自然**：找塊綠地，或是有山、有樹的地方，讓自己沉浸在大自然裡 30 分鐘，不要去想那些煩心的事物，可以讓你的副交感神經活躍起來，身心也變得放鬆。

❷ **運動**：很多人可能會想說，身體活動應該會是激發我們的交感神經吧，這樣不是更糟糕嗎？沒錯，運動當下確實是如此，不過運動完後就會我們的副交感神經反而會變得很活躍。這個時候你會覺得身體有點累，但心情很放鬆。而且也不用做很激烈的運動，散步、快走個 30 分鐘，就會有很好的效果。

❸ **呼吸**：研究發現，透過深度且緩慢的腹式呼吸，能夠達到交感神經和副交感神經的平衡，幫助我們身體有效的放鬆。我們把一次吸氣加吐氣稱為「一下呼吸」，通常一般人平常的呼吸速率大約在每分鐘 9 到 20 下左右，而壓力愈大、愈焦慮的人呼吸型態會愈淺和愈快。

如果我們能夠練習自主、有意識地去改變呼吸的型態，漸進式地將我們的呼吸速率放慢，大約是每分鐘 4 至 7 下左右（每個人略有不同），就可以達到所謂「心肺同步」的狀態，這可以提

升你的心跳變異律（heart rate variability，HRV），訓練你的心臟彈性變好，有效地調節壓力。

　　輕鬆、緩和的呼吸，在生理上可以活化我們的副交感神經，間接調節全身自律神經的狀態，甚至是你的血壓和心跳，達到減低壓力的效果。

【小提醒】激發副交感神經 3 要點

1. 讓自己沉浸在大自然裡 30 分鐘
2. 散步、快走個 30 分鐘
3. 漸進式地把呼吸速率放慢，大約是每分鐘 4 至 7 下

3-2 練習 STOP 策略，覺察與調節情緒

因應現代社會的競爭，許多人選擇快速、高效的方式來應對生活中的各種挑戰。然而，這種快節奏的生活方式，無形中也讓我們失去了生活真正的意義和價值。

當我們習慣處於忙碌狀態，大腦會被訓練出慣性模式，即使在休息時也難以從高速運轉的思維中解脫出來。例如很多人在休息時滑手機，觀看社群媒體或各式影音，其實對大腦來說，此時它還在不斷地工作，並沒有得到真正的休息。

既然忙碌和壓力已經是生活中不可避免的部分，該怎麼做才能真正休息呢？

匆忙，其實不是單純指時間或速度，而是一種心境。如果生活變成像一隻在轉輪中無止盡奔跑的老鼠，你很快就會筋疲力竭、心力交瘁了。所以，適時地在工作空檔為自己按下暫停鍵，主動安排工作中的微休息，不僅是自我照顧，也是一種「世界愈快，心則慢」的 STOP 練習。

暫停 5 到 10 分鐘，找回內心寧靜

當你好不容易有 5 分鐘的空檔，可以休息、喘口氣，你是好好地喝一杯水、品嘗一杯咖啡、讓大腦放空一下呢？還是你的大腦根本閒不下來，還在惦記著接下來要做的工作呢？又或是你還

想著剛剛在會議上和同事發生的爭執而氣憤難平呢？

　　大腦的思考迴路有其慣性，如果我們老是在該休息的時候，因為擔憂未來而產生焦慮，又或是因為緬懷過去而生氣、難過，久而久之大腦慣性會利用對未來的憂慮想像把我們拉回壓力情境，虛耗了我們能夠讓自己靜心休息的時刻。

　　接下來介紹的 STOP 策略是一套簡單的方法，幫助我們中止大腦慣性把我們拉回壓力情境，讓我們可以在繁忙的工作中得到片刻休息，幫助自己從壓力中解脫出來。首先，請你先找一個安靜的角落，給自己 5 到 10 分鐘，練習在繁忙的工作中按下暫停鍵。

步驟 1 ｜ Stop，停下你正在做的事

　　放下你的手機、電腦、螢幕。

　　把眼睛移開你正在做的報表、主管寄來的信件、正在唸的書等。先減少暴露在大量的訊息或刺激當中，這不是靜止不動，最重要的是為自己做到「感官卸載」。大腦才不會一直自動化地運轉，你甚至可以把眼睛閉起來一會兒，讓負責視覺的大腦區域有機會休息。

　　此時，有些人可能會感覺到，雖然我停下了手邊的事，可是腦袋還是一直在轉。這時候不用急，因為大腦本來就需要一些時間緩衝，才會慢慢地停下來。

步驟 2 │ **T**ake a breath，覺察呼吸

我們也可以用「**轉移注意力**」的方式來幫忙。

將注意力轉移到一個中性、隨時和我們同在的焦點上，那就是「呼吸」。允許自己把注意力放在呼吸上，去觀察呼吸的流動，不用刻意控制速度或深淺。

很神奇的是，當我們注意觀察自己的呼吸時，呼吸自然就會變慢。這是因為我們的大腦認知到資源的有限性，既然我們注意了呼吸，就沒空注意剛剛那些繁雜的思緒了，自然腦袋也就慢了下來。

步驟 3 │ **O**bserve body sensation，觀察自我

客觀如實地觀察身體的各種感覺、念頭和情緒感受，不帶批判地體驗此刻的所有一切，並找到它們發出的信號。

例如覺察到自己剛剛太專注於工作了，導致呼吸很短淺，所以胸口緊緊悶悶的；看電腦太久了，眼睛有點痠澀；坐太久駝背，而有些腰酸背痛。這些都沒有關係，不用急著把這些不舒服的感覺趕跑，允許和接納自己當下的狀態，並用呼吸來陪伴它。

步驟 4 │ **P**roceed，繼續進行

完成上述 3 個步驟後，你可以慢慢地張開眼睛。

這時，你會發現自己的心情和身體狀態都得到了很大的改善，當你的壓力調節系統重新回到正軌後，就能開始你的下一階段行動了。

當你花時間關照自己的內心，就會更清楚自己的需求，而做出照顧自己的行動。可能是起身去喝杯水、伸展拉筋，或是試著完成工作上的一個小進度，甚至是去找同事聊聊、求助，都是很棒的開始。

運用 STOP 策略在工作中進行微休息，是一個簡單有效幫大腦「重開機」的方式，也有助於重新整理好自己，快速充電，再去面對下一個任務。我常常在幫人進行心理諮商之間的空檔運用 STOP 策略，只要在工作中花個 5 分鐘暫停一下，透過 STOP 的 4 步驟讓自己的大腦重開機，不僅壓力和疲倦不會累積，還有舒緩和提升專注力的效果。

真心建議每天固定練習 STOP 策略，日後需要穩住情緒、面對挑戰，或是需要放鬆的時候，都能有效又立即地派上用場。否則就像是參加籃球比賽一樣，平時不練習投射三分球，突然上場的進球機率肯定很低。

調節負向情緒，小心陷入白熊效應

「糟糕，工作做不完，明天會開天窗，我死定了。」

「厚～前面那臺車是在龜什麼？怎麼還不開快一點！」

「為什麼他要這樣對我，一定是因為我不夠好。」

這些潛藏在內心小劇場的臺詞，你肯定不陌生！我們在生活中難免會出現焦慮、生氣、難過的負向情緒，這些負向情緒常會引發交感神經系統的活躍，持續耗損我們的心力。

另一方面，我們總希望能夠有多一點的快樂、多一點的幸福這類正向情緒，而不要有焦慮、生氣這類負向情緒，所以當負向情緒出現時，我們就會下意識地想要消除、控制它，這種想法非常直覺，但這種處理方法並不好。主要有 3 點原因：

❶ 當我們急著想要甩開負向情緒的時候，第一個常常會用**「壓抑」**的方式來處理。心理學中有一個著名的「白熊效應」，意思是它先讓你對白熊產生印象之後，接著要你立刻壓抑自己不要想著白熊，結果會發現，愈是叫自己不要想，反而愈是惦記著。

　　這是一種思維上的反彈，就像失戀時告訴自己不要再想那個負心人了，但他的臉卻一直出現在腦海裡，結果反而讓我們更陷入情緒漩渦裡。

❷ 也有些人會直覺性地**「否認或反抗」**自己的負向情緒，面對負向情緒常以「我哪有，我才沒有生氣」來回應，或者是回過頭來批判自己「我就是想太多了，我不應該這樣想」，結果反而衍生出責怪自己的第二層次負向情緒，讓自己的感覺更糟糕。

❸ 也有些人則會自欺欺人地說，「喔，只要我不理會這個情緒，它就會慢慢消失了吧。」這種希望透過**「忽略」**來大事化小、小事化無的心態，其實是治標不治本，等後續又遇到同樣的狀況時，同樣的情緒又捲土重來，讓你覺得情況都沒有改變，因而心力交瘁。

無論是用壓抑、否認、反抗或忽略來應對我們的負向情緒，通常只會弄巧成拙，成效不佳。那到底該怎麼樣調節負向情緒呢？最基本的就是要認識情緒。

　　我們的情緒是有功能的，與其把負向情緒當成敵人，不如嘗試把它當成一位郵差，提醒你有哪些需求沒有被滿足，或是把它想像成一顆受傷的心，正在傳遞訊息給自己。用這樣的態度，就會比較有動機向內探索我們的情緒，去思考：

　　「嘿，我現在覺得很難過，但這個情緒正在告訴我什麼呢？」

有效調節情緒的 4 步驟

　　先有了「情緒是在傳達訊息」的心態，就比較能以開放的心胸，允許自己感受情緒、接納情緒，也更容易進入接下來我們所要說的調節 4 步驟。

步驟 1 │ 意識到情緒的存在

　　很多人會覺得奇怪，「我當然知道自己在焦慮或生氣，這還需要特別覺察嗎？」

　　意識到自己的負向情緒似乎是一件很簡單的事，但其實不然。想像一下，你剛剛在會議上和對方有了爭執，情緒如同一股漩渦捲入。在那一刻你是否真的意識到自己的情緒波動？或者你心中只在想：「他怎麼可以這樣對我，我一定要讓他付出代價。」

　　又譬如說，原本每天都會通電話的兩個情侶，剛好對方沒有

接到電話，一方就開始聚焦在：「他怎麼可以不接我電話，一定是背著我做偷雞摸狗的事情，該不會要拋棄我了吧……」然後被焦慮的情緒所驅動，開始奪命連環 call，而對方愈是沒接電話，自己就愈焦慮，為了想消除這樣的焦慮，更是一直打電話，希望能找到對方。

覺察情緒的重要性在於，當情緒還是一小撮星星之火時，你有機會及時撲滅它；一旦讓它演變成熊熊烈火，局面便可能會難以收拾。學會覺察和管理自己的情緒，不僅能幫助自己保持冷靜和專注，也有助於維護人際關係的和諧。

步驟 2 ｜辨識情緒的狀態

在不同情緒和不同強度下，人體呈現的反應和感受會有很細微的差別，行為也會有不同的慣性。

例如有些人在焦慮時會感到心跳加快、呼吸變淺、手腳冰冷，或是會咬指甲，這些就是他的焦慮信號。也有些人在難過時，會覺得胸悶、全身無力，只想躺著當一塊會呼吸的肉，這就是他的憂鬱信號。花一些時間，了解自己的各種情緒訊號，可以協助我們更加敏銳地覺察和辨識情緒。

也建議練習增加自己的「情緒詞彙」，來形容自己目前的情緒狀態。當我們練習「把感覺訴諸為文字」，就能減少杏仁核（大腦的恐懼處理中心）對負向情緒刺激的反應，也可以啟動負責控制衝動、計劃和推理……這些高階腦功能的前額葉皮質區域來工作。換句話說，用文字敘述我們的感覺，大腦會比較冷靜、

理性，就可以更好的因應眼前的問題。

例如：覺得焦慮的當下，你可以在紙上，先寫下「焦慮」這個詞。然後把想的到的同義詞也都寫下來，像是「煩躁、緊張、擔心、恐慌」之類的。接著允許內心去感受這些字詞之間的細微差異，並試著問自己：

「當我焦慮時，身體有什麼感受或反應呢？」

「如果情緒強度的 0 分是平靜，10 分是最強烈，當我感覺焦慮時是幾分呢？」

「當我感覺煩躁／緊張／擔心／恐慌時，情緒強度又會是幾分呢？」

接著，把寫下來的情緒詞彙都問自己一遍，透過這樣的練習，能夠更敏銳地覺察情緒的產生和變化。

步驟 3 │ 認同自己的情緒

認同，是情緒調節過程中的一個重要步驟。

這裡涉及了我們對於自己所經歷的情緒的肯定，也是意識到它的存在和意義，而不是試圖去否認或壓抑它。因為每一種情緒的背後，都隱藏著特定的需求。

例如「憤怒」可能是源於感覺不公平或被侵犯，它背後的需求是為了保護自己和設立界限。當你感到「恐懼」時，表示你感覺到了威脅，這時的需求是尋求安全感。而當你「悲傷」時，可能意味著你失去了某些珍愛的人事物，這時的需求是表達傷痛和尋求關懷。

因此，當你經歷某種情緒時，可以提醒自己：「我現在的感受是完全可以理解的，大多數人在類似情況下也會有相同的感覺。」將這種感受視作人類共通的經驗，可以幫助我們不再覺得這是個人的問題，也就不會覺得自己不應該擁有這些情緒，從而避免自我責備的二次傷害。

認同情緒的存在，有助於釋放這些情緒的能量，使我們更容易處理和解決情感上的困擾。

步驟 4 ｜ 接納並整合

接納情緒，是一個更深層次的過程，它涉及到將情緒整合到自己的生活中。這意味著你不僅認同情緒，還要開始思考如何有效地應對它，以及如何將它整合到你的生活中。為此，你可能會採取一些實際行動，比如說運動或正念呼吸練習，這些都是幫助你緩解情緒影響的有效方法。

接納情緒還意味著，要關注它背後隱藏的需求。例如你發現自己之所以會很焦慮，是因為擔心無法兼顧工作與家庭，這可能表示你需要好好地保持工作與生活之間的平衡。當你接納了自己的焦慮時，便會採取一些措施來調整日常生活，以滿足背後的這個需求，例如對家庭分配更多的個人時間，或將一些工作責任交給他人。

接納情緒的過程也涉及到停止自我批判，並接納自己現在的狀態。接納並不代表著要選擇放棄或自我否定，而是不加評判地接受自己的優點和缺點，這樣就會讓我們把注意力集中在那些能

控制的事情上，而不是渴望或強迫自己去改變那些我們無法控制的部分。

同時間你可以問問自己：「此刻，我最渴望聽到別人對我說什麼？」然後用一種充滿關懷的態度，將這句話或訊息傳遞給內心的自己。儘管不完美，我們仍能無條件地愛自己、接納自己。

最後，接納情緒的過程中，也可能包括與他人的溝通。你可以與家人、朋友或專業心理師分享你的情緒，尋求他們的支持和理解。與他人分享你的感受，不僅有助於建立更健康的關係，也是調節情緒的一部分。

總的來說，情緒的接納不僅僅是對情緒存在的認可，它還包括針對情緒背後的需求採取行動，並在必要時尋求他人的支持和幫助。

找回身心平衡，做自己情緒的主人

有時候，即使我們遵循了情緒調節的所有步驟，仍可能感到焦慮、悲傷或生氣。因為情緒調節的目的，本來就不是要「消除」情緒，而是讓我們能夠「體驗」自己內心豐富的情緒，同時擁有應對這些情緒的能力。

這個過程將讓我們協助自己，重新找到身心平衡的狀態，而不是被情緒所困。

同時，在探索情緒背後的訊息時，也要抱持一個基本概念：「別人不需要為我的情緒負責，我才是自己情緒的主人。」

我們常常會聽到這樣的陳述：

「我這麼傷心，是因為媽媽故意說了那些話。」

「我這麼焦慮，是因為伴侶沒接我的電話。」

以上這些描述其實都是基於一個假設：他人應該對我的情緒負責。但這樣的信念，不就意味著我們失去了對自己情緒的控制嗎？的確，他人的行為在某種程度上會影響我們的情緒，我們也經常希望他人改變，但實際上大家都沒有辦法控制別人，不是嗎？**做自己情緒的主人，就是選擇以不同的視角來看待事情，自己掌握應對自己情緒的方法**，就有機會不是靠別人，而是靠自己來緩解自己的情緒。

例如前面提到奪命連環 call 的例子，如果當下能夠覺察到自己的焦慮，按下「暫停鍵」，去聆聽這份不安和害怕背後想傳達的訊息，我們可能會發現自己深藏的需求，其實是渴望被愛、被重視……或許等到對方接電話時，我們可以提出具體、正向、可合作的方法，讓自己感覺被愛、被重視，而不是持續打電話，逼得對方喘不過氣來。

我們可以透過情緒象限（圖 4），更認識自己的情緒詞彙和感受。情緒象限的水平軸是情緒感受的正負向程度（valence），愈向右表示愈正向，愈向左表示愈負向。垂直軸則表示生理激動的程度（arousal），愈向上表示激發程度愈高，愈向下表示激發程度愈低。我們可以為自己的情緒，在 4 個象限中找到屬於它的位置。

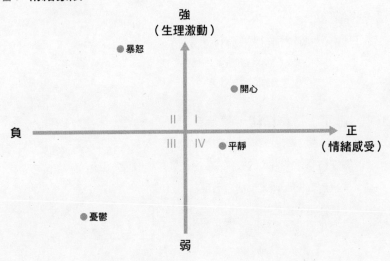

圖4 **情緒象限**

舉例來說，「開心」是一個偏正向的情緒感受，而且可能會有中等程度的生理激發，因此座落在第一象限；而「平靜」通常也是偏正向的感受，但生理激發程度就會相對比較低，所以在第四象限。「暴怒」會是偏負向的感受，而且它的生理激發程度會明顯的比「生悶氣」還要高，所以落到第二象限。至於「憂鬱」，也是一個負向的情緒感受，但通常它的生理激起程度就會降得更低，所以落在第三象限。

透過這項練習，你可以更細緻地覺察自己的情緒，並且拓寬自己的情緒詞彙，漸漸地釐清情緒的迷霧，找回對自己情緒的主導權。調節情緒，是一個主動的過程；自我照顧，是一種需要

時間和練習來養成的習慣。請用一顆充滿愛和關懷的心來善待自己、疼惜自己。

　　記住，你絕對值得被溫柔地對待。

【小提醒】接納情緒，善待自己

1. 認同情緒，並思考如何有效地應對它，及如何將它整合到生活中
2. 關注情緒背後隱藏的需求
3. 停止自我批判，並接納自己現在的狀態
4. 接納情緒的過程中，包括與他人溝通分享，並尋求支持和理解

【練習】畫出自己的情緒象限

換你來練習看看吧,畫出專屬於自己的情緒象限。

1. 試著在象限中標示出 6 大基本情緒:喜悅、憤怒、哀傷、恐懼、驚訝、厭惡。

2. 除了上述的情緒以外,你還想到哪些情緒詞彙呢?把它們標示上去。

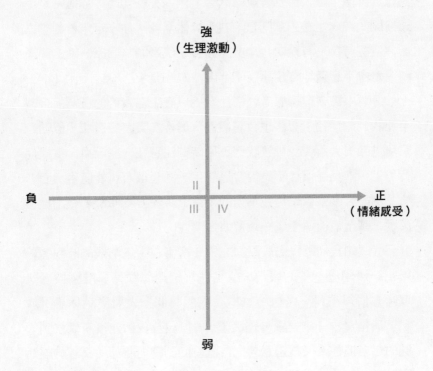

3-3 正念呼吸：打破大腦慣性，回到當下

在不假思索的情況下，我們的大腦常常是依循著「慣性」行動，這就像是進入自動導航的狀態。例如在洗澡時，你通常是從頭髮開始洗、用左手拿肥皂、右手擠沐浴乳，你一定未曾刻意去記住這些行為。有幾次我剛剪完頭髮、洗過頭才回家，晚上洗澡時還是會下意識地拿起蓮蓬頭準備沖頭洗髮。

這類不需要經過思考的慣性，不只發生在我們的行為上，甚至連我們的情緒、想法也會有慣性。慣性其實有好有壞，優點是它可以節省大腦資源，讓我們不用時刻注意在一些簡單、重複性行為上，缺點是慣性不見得會最佳化，甚至很有可能產生負面影響。例如大腦常會聚焦在壓力的事情上，使得身體跟著做出壓力反應，甚至最後還變成一種習慣／慣性。

就例如我們總是處於壓力之中，常常在中午吃飯的時候，一邊吃一邊想著下午的報告，或是在想剛剛怎麼又那麼衰被老闆罵，心情很煩躁。結果，原本在吃飯時間，人體應該休息、放鬆、消化食物（副交感神經活躍），但因為我們並沒有覺察到大腦的思考慣性，又透過意念把自己拉回到壓力狀態（交感神經活躍）中，如此一來就容易消化不良、腸胃不舒服，更糟的是，明明是中午休息，但卻根本沒有休息到啊。

簡單來說，大腦時常藉由「腦補」把我們導向行為慣性中。於是，遇到原本容易憂慮的情況，我們就會不自覺地傾向憂慮；

遇到原本容易憤怒的情況，我們也會不自覺地傾向憤怒。例如，每到週日晚上，你就不自覺地肩頸僵硬、胸口悶，因為每週一的晨會總讓你覺得壓力很大；每次開車，遇到有人不打方向燈就變換車道，你就會不自覺地一把火冒上來，非要大力按上一聲喇叭才肯罷休。

運用正念呼吸，重新連結身與心

想要打破這種行為慣性，可以透過呼吸為注意力鎖定新目標，同時幫助我們聚焦在自己身上，建立身與心的重新連結。

在講解正念呼吸法之前，想先問問你聽到「正念」這個詞，會認為它是什麼呢？之前不少個案會回答：「正確的觀念」或是「正向思考」，其實這些都不是正念。

「正」的意思可以理解成「正在」，也就是「當下」，表示現在進行式。例如你正坐著，眼睛正看著書，耳朵正聽著音樂。

「念」是指心中的念頭、想法、感受、情緒等心理內容，還有它的變化。

所以，「正、念」這兩個字結合在一起的意思就是——對當下經驗的覺察能力。正念的狀態可以被描述為：當念頭／感覺浮現時，我覺察得到這些的出現；當念頭／感覺停留時，我也覺察得到它們的停留；當念頭／感覺消逝時，我同樣感覺得到它們的消失。其中很重要的關鍵是，我們刻意地將注意力放在當下，但是對每一刻的經驗不給予評價；無論是正向或負向的感受、想法

或情緒，都是被我們觀察、認識與接納的。

正念，不只是沉思、冥想，或是身心放鬆，它更像是一種生活態度或生活方式，可以讓你打開覺知，讓生活步調可以慢下來、遠離壓力的包袱和提升工作效率。在正念的入門練習中，正念呼吸可以說是最基本的。因為呼吸是中性的，而且我們身體在哪裡，我們的呼吸就在哪裡，它總是與我們同在。

所以，當我們處在忙亂生活中，呼吸可以很容易地讓我們跟自己重新產生連結，幫助你在生活中具備覺察、回到當下的能力，提升我們的專注力。進行正念呼吸時要做的事情很簡單，就只有兩項原則：

❶ **觀呼吸**：感覺並觀察呼吸時的各種感受、念頭與身體的變化。

❷ **覺察心**：覺察你的心跑到哪裡了，再溫柔地允許你的注意力回到呼吸上。

進行正念呼吸期間，如果覺得心思很容易被憂慮或壓力拉走，都沒有關係，一樣覺察自己的念頭跑到哪裡了，再溫柔地允許它回到呼吸上。如果感受到雜念紛飛，那也很正常，正念並不等於放空，正念也不是要清空思緒。就算是厲害的禪定大師也會有雜念，因為大腦的功能就是處理資訊，那是我們大腦的本分工作；而頭腦的慣性就是思緒散亂，所以不需要把雜念當成一個問題，而是把它視為一個鍛鍊正念的機會。

我常常跟個案說，覺察到自己分心了就表示你已經打開了覺

察，這樣很棒。最怕的就是，連自己分心了都不知道，甚至忘了自己正在做什麼，就陷在想法裡，甚至是起身去做腦海中突然想到的事。所以，只要有覺察都是好的，有覺察才會把自己帶回到當下來。

我們先理解頭腦的慣性就是思緒散亂，就不會在覺察到時，對自己起批判之心。千萬不要因為發現自己分心了，就開始在腦中罵自己，「哎呀，我就是沒有定性、又分心了，這樣很糟糕，要趕快拉回來……」要明白當你在批判自己時，其實就已經不是在當下了。

除了刻意專注以外，正念呼吸的練習還有一個很重要的關鍵，就是不自我批判，允許自己溫柔地回到呼吸上。過程中，不會經歷內心的拉扯和抗拒，我們就像站在小河邊，觀察思緒的河流；也有些人喜歡把它形容為觀察天上的浮雲，任它來來去去。

對於做什麼事情都會不小心過度認真的人，正念呼吸練習特別有幫助。你可以利用工作中的微休息，做 3 到 5 分鐘的呼吸練習，或是在午休時做 10 分鐘的呼吸練習，都能幫你沉澱思緒，下午工作時會比較有精神、專注力也會比較好。另外，如果睡前容易胡思亂想，腦袋無法停止運轉，也建議可以把它當成睡前儀式之一。

運用腹式呼吸，啟動副交感神經

除了正念呼吸以外，「腹式呼吸」也是一個臨床上很常使用

的放鬆技巧。

有許多強力的科學研究支持，腹式呼吸對於緩解焦慮和調節自律神經的平衡是有幫助的。想像一下，面對著漸增的工作壓力和緊湊的時程，你的心跳加速，焦慮和壓力感逐漸累積⋯⋯此時只需透過簡單的腹式呼吸技巧，就能有效緩解這些不適。

雖然許多人可能已經聽過腹式呼吸，甚至認為自己已經掌握了，但臨床上我觀察到不少人的方式並不正確，也因此效果不佳。我們先來了解一下呼吸的基本概念，呼吸有兩種：「胸式呼吸」是透過肋間肌的收縮和舒張來吸氣和吐氣；而「腹式呼吸」，雖然實際上我們只能吸氣到肺部，但它是透過橫膈膜的上升、下降活動來調節的，因此也叫做「橫隔膜呼吸」。

回想一下，當你感到緊張、急躁的時候，呼吸會呈現什麼樣子呢？通常此時會是比較淺、快的呼吸，也就是以胸式呼吸為主。這顯示了我們在進行胸式呼吸時，因應壓力的交感神經系統正在作用。如果我們想要逆轉這種狀態，促使身體放鬆呢？只要反著做就可以了，**當你有意識地把呼吸放得慢而深沉，就能有效地啟動副交感神經，帶來放鬆的感覺**，因為身心是互相影響的。

舉個例子，當你看到小嬰兒安詳地睡著，就會發現他們的腹部起伏明顯，那就是最自然的腹式呼吸。但要注意的是，腹式呼吸不是「深呼吸」，不需要刻意地把氣吸到最滿，或是吐到盡頭，這種錯誤的深呼吸方式可能會引起更多的緊繃感。

腹式呼吸，應該是所有放鬆法當中，最簡便也最容易執行的。熟練以後，你可以在任何時間、地點、情境來執行。心理師

或醫師經常會把腹式呼吸法用於焦慮症或是恐慌發作的治療上，而一般人學習這種呼吸法也對身體健康有益。

腹式呼吸法的執行要點如下：

❶ 想像你的腹部是一顆氣球，吸氣的時候把肚子凸出來，吐氣時肚子收回來。

❷ 不用很刻意地撐肚子，那是跳肚皮舞，重點是要用呼吸來帶動。

❸ 一開始練習，可以鼻子吸氣、嘴巴吐氣。

❹ 想像一下，就像聞花香一樣，鼻子輕輕地吸氣，吐氣像吹泡泡般嘟嘴吐氣。

❺ 過程要緩和，也不要吐氣過長，否則很可能造成下一次的快速吸氣。

❻ 每個人適合的呼吸速度略有不同，研究發現如果可以達到心肺同步，會是自律神經最平衡的狀態。一般來說，我們的呼吸速率大約會落在 1 分鐘 4 到 7 下（Resonance frequency），所以呼吸並不是愈慢愈好。

❼ 一開始，我們可以抓 1 分鐘 6 下，也就是一次吸氣、吐氣是 10 秒。你可以吸 5 秒、吐 5 秒，或是吸 4 秒、吐 6 秒，都可以。

❽ 把注意力放在呼吸上，感受一下自己呼吸的位置和速率。你不用一下子就放到很慢的速度，而是漸進式的放慢呼吸速率，以不勉強、舒服為原則。

❾ 想像你肚子上的那顆氣球，緩慢地用鼻子吸入一口氣，

把氣球慢慢地灌滿，腹部也跟著鼓了起來，雙手可以明顯感受到腹部自然膨脹。

❿ 吐氣時，用嘴巴緩緩地把氣呼出。想像腹部的那顆氣球正在洩氣，慢慢地、自然地消下來。

期間如果有覺得不習慣或是呼吸節奏亂掉的話，都沒有關係，只要重新調整呼吸，重複而輕鬆地吸氣、慢慢吐氣。心裡想像吸進清新的空氣，再將不舒服、煩躁、緊張都隨之吐氣，釋放到身體外面即可。

以呼吸調節心跳速率，平衡自律神經

我常常會問個案一個問題，「你能夠控制自己的心跳速率嗎？」大部分的人都覺得不行，但其實是可以的。透過呼吸，我們可以調節心跳速率和自律神經的平衡。呼吸，是人體中少有的狀態，當我們不去控制它，它會自主活動；但是當你想要時，是可以控制它運行的速度的。

只要我們放慢呼吸，交感神經會被抑制，反之副交感神經活化，心跳也會跟著降速，人也就放鬆了下來。所以當下次的工作壓力再度襲來，你不妨嘗試運用腹式呼吸，讓自己保持冷靜，面對工作挑戰。

建議剛開始，你可以找規律的時段進行練習，例如上班的午休時間、傍晚下班回家前，或是作為睡前的靜態放鬆活動，都可

以幫助你調節壓力。不過,要有一定的熟練度,緊要關頭才能快速派得上用場。

　　此外,我們都知道努力跟放鬆,基本上是互斥的。所以,如果你對這個方法還不熟悉,最好不要在睡前練習,以免因為擔心自己做不好,或是太努力嘗試,反而導致神經緊張,干擾了睡眠。但是當你已經熟練了這個方法後,準備睡覺時你可以躺於床上執行,甚至半夜醒來睡不著也可運用,都能有效地幫助自己放鬆,進入好眠狀態。

【練習】6 分鐘正念呼吸練習

我們在〈哇賽心理學〉YT 頻道錄製了一則正念呼吸練習的引導影音,推薦你花個 6 分鐘來體驗一下。

在做這個練習之前,想先請你找一個覺得舒適且安全的空間,最好不要有人或電話會突然中斷你。你可以坐著或躺著,讓你的腰和背都有支撐,可能會比較舒適。

3-4 身體掃描：找回身／心／腦的動靜平衡

　　市場部李經理常覺得自己是章魚哥，因為他的日常工作充斥著各種需要同時處理的突發任務。

　　最常見的情況是，早上他要確認一場重要的產品發布會的規劃與佈局，同時還要監控社群媒體上的品牌活動，並定期檢查、回覆重要客戶的電子郵件。到了下午，他需要參與一連串會議，內容從行銷預算審核到新廣告活動的討論，同時他還得在空檔時編寫一份市場趨勢報告。

　　在多個工作任務、討論事項中迅速轉換，讓下班後的他就彷彿被抽乾了一樣。

　　在管理上，普遍認為多工處理可提高生產力，也成為常被強調的功能和價值。我們自己也常常誤以為自己能夠同時處理許多件事，但實際上大腦的運作並非如此。

　　當我們試圖同時處理多項工作時，由於大腦並不能在同一時間內，進行兩項以上需要認知能力的活動，再加上因為要不斷地在各種任務之間切換，並且不斷地重新分配注意力以完成任務，只能完成大約一半的工作量。換言之，多工其實導致了大腦分心，反而降低了運作效率。

　　一項研究指出，當我們的大腦愈是分散注意力，我們就愈是感到不快樂。

這項研究會發送簡訊給眾多參與者，並在一天中的不同時間，詢問他們正在做什麼，以及他們的注意力集中程度來進行的。研究收集了大量人群的回答，持續了許多天，並涵蓋了各種不同的反應。分析結果顯示，即使是在進行相同的活動，例如閱讀或是洗澡，當專注程度更高時，人們感到的快樂程度也會隨之上升。

　　換句話說，我們的專注程度直接影響到我們覺得當下是否愉悅。從這個角度看來，專注的大腦才會快樂。

手機養成你「分心」的習慣了嗎？

　　全神貫注於眼前的事物，讓我們的大腦集中注意力，不僅賦予我們力量，也帶來穩定性。但在日常生活中，阻礙大腦專注的事物有很多。

　　影響我們專注的一個主要原因，就是手機。回想一下，你多久看一次手機？許多人睡覺前的最後一件事跟起床的第一件事，都是拿起手機，許多企業高階管理人員尤其如此，因為他們深怕可能會錯過了重要的訊息。

　　經常檢查手機，不僅讓我們的大腦養成了分心的習慣，更讓大腦處於一種持續的高度警覺狀態。一項心理學研究指出，讓參與者帶著手機進行一項作業，作業本身不需要使用手機，內容也與手機無關，但結果發現即使過程中手機沒有響，甚至處於關機狀態，只要有手機在身邊（比如放在桌上），就會影響到人們

的專注程度。倘若手機是放在我們看不見的地方（比如隔壁房間），人們的注意力才能完全回到當前所做的事情上。

這項研究實際上是在提醒我們，手機對人們專注度的影響，已經達到了一個我們幾乎無法察覺的程度。許多人可能會認為，只要手機不響就不會影響我們。但這項研究告訴我們，事實並非如此，就算手機沒有響，它也使我們經常處於分心的狀態，導致現代人很難專注在眼前所做的事。

我們的心思能否可以回到當下、保持專注，對於能否擁有一夜好眠也具有相當程度的影響。想一想，當我們準備就寢時，想要達到一個平靜且放鬆的狀態，就必須先放下一整天的瑣事，甚至暫時忘卻明天的計劃，才能真正實現心靈平靜與身體放鬆。倘若我們躺在床上，腦海中卻仍然回旋著「我今天有哪些事做得不夠好」，或者「我今天與某人的爭吵」的種種，抑或是還在思考「明天有哪些計劃必須迅速完成」，自然難以放鬆身心、進入好眠狀態。

我看過一些成功人士在採訪中提到，他們會在睡前規劃第 2 天的事情，但就睡眠管理的觀點來看，我並不會建議這樣做，因為睡前思考接下來的計劃，可能會讓你愈想愈深入，思緒愈來愈糾結，甚至會產生焦慮感，這對於展開一個良好的睡眠過程是非常不利的。因此，我建議在睡前就把注意力集中、回到當下，不要再去想白天的事情或明天的計劃。

2023 年的世界睡眠日，臺灣睡眠醫學學會進行了一項調查，揭示了一個驚人的事實：超過三分之一的臺灣人在睡眠不佳

時，會轉向 3C 產品尋求改善。當然，用手機來改善睡眠有各種方法，比如你是用手機來聆聽音樂或 Podcast，只用耳朵聆聽，讓聲音幫你入睡，這或許是一個不錯的選擇。然而，如果你是拿起手機去瀏覽社群媒體、追劇或是玩手遊，這些都不是有益於睡眠的做法。因此，我們需要深刻認識到手機對我們當代生活的巨大影響，特別是那些不利的影響。

逐步達成「專注於當下」

如果你發現自己白天的生活充滿了焦慮，壓力沉重，總是在快速的節奏中無法停歇，甚至連夜晚的睡眠也受到了影響，拒絕被手機綁架、專注於當下的練習將會非常有幫助。它不僅可以協助你放慢步伐，還能使你的生活更加穩定與安定，遠離白天那種持續的焦躁感。這樣的生活方式，不僅有助於提高生活質量，也有助於心靈的平和，剛剛練習的正念呼吸，其實也是引導我們在生活中刻意練習「活在當下」。

既然專注於當下如此重要，我們該如何做呢？

在日常生活中，最容易實踐且有效的方法就是，在一天當中規劃出一段不受干擾的時間，專心進行眼前事務或是進行親密交流。至於其他時間，則可以隨意安排。

例如，你不必一開始就設定全天或整個上午都要保持極度專注，可以從 15 分鐘或 20 分鐘的專注時間開始，不看手機或電子郵件，就是專注處理眼前的事務，比如你可以用這 10 分鐘來專

心閱讀，或者花 5 分鐘專注地聆聽一段音頻，而不是一邊聽一邊做其他的事情。練習過後，你可以再花個片刻反思一下，這段時間是如何全然專注於當下，以及這種專注帶來的感受如何。試著進行這樣的練習，它將幫助你在日常生活中逐漸養成專注於當下的好習慣。

我最常練習專注當下的時刻，是在陪伴孩子的時候，特別是在繁忙的工作日裡，我會刻意地確保自己每天至少有 20 至 30 分鐘的時間完全專注於孩子的身上，無論是一起玩耍、閱讀、學習，還是僅僅聊天。透過這種全心全意的陪伴，我不僅專注於當下，孩子也能深切感受到我對他們的全然投入，這樣的互動使我們的關係更加密切。

或許有些人會質疑，追劇或是電玩也是一種全神貫注的時刻啊，為什麼不能算是一種專注當下的練習？因為這些戲劇或遊戲本身就極具吸引力，甚至會讓人離不開，愈是全神貫注，就愈容易上癮，並不適合當作提升我們專注度的方法。

定期來一趟身體的「內部旅行」

繁忙和壓迫的生活節奏，除了打亂了我們的專注度之外，也讓我們常常忽略身體所發出的訊息，無法真正感受到身體的需求和狀態，導致無法及時放鬆這些潛藏在我們身體裡緊繃的壓力。以下敘述的生理反應，在職場上十分常見：

小王是一位平面設計，他每天對著電腦工作超過 8 小時。長期下來，每到下午，他的肩膀、背部和頭部便會感到不適。他常常看中醫、去推拿，卻也不見效。

小芬是一名業務人員，她每天面對的是與各種客戶往來和銷售壓力，在一場重要銷售簡報前，她突然感受到心跳和呼吸異常急促。到醫院檢查，又查不出所以然

要在生活中達到身心腦的平衡，很重要的一件事是，我們能夠覺察自己身體內在的感覺。在正念練習中，我們會透過將注意力轉向自己，探索自己狀態的「身體掃描練習」，加強與自己的身體溝通，提升基礎的覺察能力。

身體掃描練習，就像是每天給身體做一次「內部檢查」。

想像你有一個魔法掃描棒，從你的頭頂掃到腳尖，每一寸都不放過。在這過程中，你會注意到身體每一部分的感覺，這不只能幫助你放鬆，還能讓你更加覺察自己身體釋放出來的訊息。簡單來說，它就像是一場身體的「內部旅行」，讓你在忙碌的生活中，找到片刻的平靜和舒適。身體掃描的 3 個好處包括：

❶ 強化覺察能力：當我們能夠清晰地感受自己的身體，就能更加了解自己，知道何時需要休息或調適。這不僅對身體健康有益，也有助於心理平衡。

❷ 促進放鬆：身體掃描可作為放鬆的技巧之一。當我們全心投入感受自己的身體，外界的干擾和壓力自然會減少，有助於降低焦慮和壓力。

❸ 改善睡眠：將身體掃描作為睡前儀式，可放鬆身體，順利進入深度睡眠。

身體掃描該怎麼做呢？首先，找一個安靜舒適的地方，可以是房間或是你覺得放鬆的地方，再來看你是要坐下或躺下，重要的是讓你的身體感到舒適。

接著，將你的注意力放在呼吸上，深呼吸，然後再進行從頭到腳的全身掃描。

過程中，你可以感知到我們的身體一直都在與外界環境產生互動，無論是與椅子、床、地板或是空氣的接觸，都會帶來不同的感覺。

試著感受你的身體與這些物體的接觸點，例如腳與地板、背部與椅子、臀部與坐墊的接觸感，以及雙手與物體或空氣的觸感。你可以進一步體驗衣物與皮膚的摩擦，或是感受皮膚與空氣的溫度差異。

在進行這項練習時，重要的是要保持開放和接受的態度，無論你感覺到了什麼，都沒有對錯之分。即使在練習過程中，你發現某些部位有不舒適的感覺，想要調整姿勢，也都可以根據自己的感受去做。

調整姿勢時，記得要覺察在調整過程中，身體感受的、想法上的，以及心境上的變化。這種覺察可以讓我們更了解自己，並學會隨時調整，使自己保持在最佳狀態。

在正念的身體掃描練習中，也有很多人都曾經歷過身體的各

種感覺，例如腳麻、背痛等。這些感覺就如同人生的高低潮，會來也會去。身體掃描的練習，就是要教我們如何在這些感覺面前保持冷靜，只是觀察，不做評價，也不受其影響。

【練習】15 分鐘「正念呼吸＋身體掃描」的引導音檔

我們在〈哇賽心理學〉Podcast 節目錄製了一段正念呼吸＋身體掃描練習的引導音檔，推薦你來體驗一下，尤其是在煩躁、壓力大、情緒不安時，都可以來做這個練習。

3-5 轉念，發現人生更多的可能

　　李偉是一家大型科技公司的工程師，他最近被分派到一個新專案，負責跨部門之間的統籌及執行。原本，這是個可以展現他領導與管理能力的好機會，但令人沮喪的是，即使李偉很努力地溝通協調，跨部門之間因為立場不同，一直無法協力合作，導致很多技術上的困難無法解決，專案進度遲遲未能推進。

　　李偉覺得壓力山大，他在工作上不是不努力，而是因為自己人微言輕，根本就無法驅動部門之間的合作嘛。一天，他在午餐時跟同事王華抱怨了一下工作不順利的情況，直言做人比做事還要難上 100 倍！然而王華卻跟他說：「哎呀，你不要老是想不好的，要轉念一下，把吃苦當吃補，這些困難都會過去的。」

　　李偉聽了心裡並沒有比較舒服，他覺得現在硬要轉念，往好處想，根本就是在騙自己啊。

　　要調節壓力與情緒，除了運用「正念呼吸」和「身體掃描」這類工具來放鬆我們的身心以外，如果外在環境並沒有改變，隔天還是得面對同樣的龐大壓力，很容易地讓我們的心情也同樣的陷入低潮。此時，常常會聽到別人會建議我們要「轉念」或「正向思考」。

　　例如，無論我是失業或失戀，總有人說，「沒關係，轉念想想，下一個會更好！」這句話對一個剛失業或失戀的人來說，往

往只是沒用的安慰，甚至這種說法有時還會引起對方的反感，他們會想說，如果可以自己轉念，我又何必這麼痛苦呢？實際上，就腦科學及心理學的實證結果來說，「轉念」是一個更加深入和多元的思考過程，而不僅僅是單純地樂觀或積極思考，關鍵在於我們該如何理解和實踐。

把人生聚光燈的控制權拿回來

轉念是一件好事，但並不是輕而易舉就能做到。

你想想，如果轉念跟轉頭一樣簡單，可以控制自如，就不需要那麼多的心理專家了，不是嗎？很多時候，我們之所以念頭過不去，就是需要一點時間和過程，不是單純說轉就可以轉。另外，很多人也會以為轉念就是要把負向念頭轉換成正向的，這個想法其實只對了一半。念頭轉換是對的，但並不是一定要把壞的轉成好的。把好的轉成壞的也是一種轉念，只不過在多數情況下，很少人會選擇潑自己的冷水。

那麼到底什麼是轉念呢？轉念的核心在於發現更多可能性，調整看待事情的視角，透過這個「轉」的過程，你會發現更多的可能性，而讓自己擁有更多的中性選擇，這有助於人們跳出固定的思考模式，而不是一味地陷在負面情緒中。即使眼前這些選擇並不是完美的，但當我們感到有選擇權時，自然會感覺到有希望而更加積極。

轉念，其實就是你選擇要把注意力放在哪裡。

想像一下，你正在看一齣大型舞臺劇，舞臺上有許多演員與道具，除了男女主角以外，還有許多配角也持續在舞臺上表演著。不過，雖然有那麼多的表演者，但我們通常只會看著男女主角，因為舞臺劇的聚光燈會打在他們身上，讓人不由自主地將注意力都投注其中，而忽略了其他人。

　　但仔細一看，如果你發現舞臺上有個表演者很獨特，或者剛好你的好友就是表演者，在這種情況下無論舞臺上的聚光燈打在哪裡，你應該都會持續看著那位在光照範圍外的表演者。換句話說，你的注意力才是最關鍵的聚光燈！而且你可以選擇要把注意力放在誰身上。**轉念，就是把你人生聚光燈的控制權拿回來；而轉念的關鍵就是，可以先把聚光燈移動看看，照亮原本沒注意到的角落，而不要照射在同一個地方。**

　　這話說來簡單，實際執行起來卻常有許多困難。主要是因人從小到大所建立的思維模式並不容易改變，甚至會成為一種慣性，讓你不自主地往特定方向去思考。例如在你面前有扇門，門上有門把，當你想要推開門時，會用右手還是左手呢？你可能要想一下，甚至實際去開門看看才知道，因為這已經是你的慣性了，完全不需要思考就會這麼做，而我們的大腦運作也是如此。

　　要怎麼鬆動自己的慣性思維，來移動注意力的聚光燈呢？在心理學中，「想法」、「情緒」和「行動」三者是互相影響的。其中，想法又有牽一髮而動全身的力量：你的想法會影響你的感受，更攸關你做出的行為。偏偏在一般的狀況下，大腦傾向於以最少資源、最快速度來運作，這就是所謂的「自動化思考」，也

就是我們的慣性思維。

我們的大腦很懶惰，面對生活中各樣大小事，常常是利用慣性運作，快速地生成自動化思考，而且我們的大腦在第一時間也傾向於相信這些想法。因此，轉念前的第一步，就是要能辨識出哪些是我們的自動化思考。

轉念練習的 4 步驟

步驟 1 | 不要急著相信自己的念頭

自動化思考的特點就是很快速，但不精細，甚至跟事實有很大的落差。所以我們要練習問自己，「現在我腦海中浮出來的這個念頭是真的嗎？有沒有其他可能？」透過這個提問為我們的大腦按下暫停鍵，幫助自己跳出慣性思考的模式，才不會太快為事情下結論，同時也不再任由情緒膨脹。

步驟 2 | 問問自己，這是「評論」還是「事實」？

所謂「評論」，通常會是個人的主觀感受，也就是說面對同一個情境，每個人的解讀會不一樣，判斷和感覺自然也會不同，而這些主觀感受是沒有對錯之分的。而「事實」則是一種客觀、具體的描述方式，它不會因為描述的人而有不同的改變，通常也比較容易區辨是非對錯。

舉例來說，小明說，「今天天氣好冷喔」，這就是一個主觀的評論；偏偏小花剛從日本回臺，就覺得「還好吧，今天不冷

啊」，小花也下了一個主觀評論。如果非要爭論誰對誰錯，其實很沒必要，因為每個人都可以有自己的主觀感受，而主觀感受是沒有對錯的。如果換另一種說法，變成「氣象預報說，今天最高氣溫 20 度，晴朗無雲」，這就是一個相對客觀的事實，對錯往往就很明顯了。

所以，當你覺得「主管每次都擺臉色給我看，他肯定是討厭我」，我們就可以問自己，「這是真的嗎？真的是這樣嗎」？你會發現「每次都」這 3 個字是主觀描述，然後就可以問自己，「這是真的嗎？真的每一次都這樣嗎」？說不定主管之前都很和善，只有這 3 天臉比較臭而已。那麼改成用「主管這 3 天看起來都比較不開心」，這樣就會是比較符合事實的客觀描述。

這個方法可以為自己在「念頭」和「事實」之間騰出一些思考的空間，而這個空間就有機會長出其它的可能性。

步驟 3 ｜列舉出更多可能性

既然我們已經覺察到自己的主觀想法可能有待商榷，甚至距離事實甚遠，這時候就可以試著練習問自己，還有哪些其他的可能性？

舉例來說，「主管這 3 天看起來都比較不開心」，真的是他討厭我嗎？還是有其他的可能性？可以把對主管的觀察變成客觀描述，像是「可能他很累，精神狀況也不是很好」，或是「他可能想要栽培我升遷，所以對我比較嚴厲」，也有可能「主管發現我跟小花走得很近，而他喜歡小花，所以在吃醋」等等。

列舉其他可能性的重點，並不在於哪一個答案是正確的，因為有時候事情發生的當下，沒有辦法立即判斷、甚至是沒有機會獲得正確答案的，畢竟在華人社會的人際相處模式裡，應該不太可能衝去直接問主管，「你臉為什麼那麼臭，是不是討厭我？」

還有列舉出更多可能性，也不是為了去辯駁什麼是對的、什麼是錯的，而是讓自己別太急著下定論。當我們能用更多角度去理解同一件事情，就比較不會被特定的情緒困住。例如，如果主管是為因為家人生病而臉臭，你反而可能會感到心疼和擔心，而不是生氣。

同時你還能有更多的選擇，去回應這個情境。像是主管想培養你，所以比較嚴厲，雖然可能讓你哭笑不得，但你可以檢視自己還有哪些可以調整的地方，而不是直接衝到主管的辦公室拍桌。也就是說，當你放下對與錯的思維，比較平衡地允許這些無論是正面或負面的觀點「共存」，就能看清楚各種念頭如何影響我們抉擇和判斷。

步驟 4 ｜ 把注意力集中在對自己有意義的可控部分

我們很容易把自己的念頭，順理成章地解讀成「應該要這樣，不應該那樣」，好像別人都得照著自己的準則做才對。可是偏偏改變別人很難，所以如果你把期待放在別人身上──像是主管不應該把他自己的情緒丟出來啊、主管應該要多給鼓勵而不是對我嚴厲⋯⋯一直陷在這種想法中，那情緒當然就會卡住，因為主管的行為並不是你能控制的。

這時該怎麼辦呢？我們最好是把注意力集中在對自己有意義的部分，重點不是別人應不應該做什麼，而是問問自己：我可以怎麼安放我自己，朝向我想要的方向走去？主管臉臭，不需要過度解讀他是否討厭我，我也不需要為他的情緒負責，更重要的是，我們可以選擇喝杯咖啡，照顧或善待一下自己，或是回到我想完成的工作上。

也就是把批判和反抗的心力損耗，反轉回到我們自己可以掌控的事物上，這也是我們唯一可以為自己做的事。

先處理心情，再處理事情

轉念，也是鼓勵我們打開視野，發現新的觀點和可能性的機會。因為當我們擁有可以選擇的自由，自然就感覺幸福多了。但如果你在情緒襲來時無法想出其他的可能性，也是很正常的，我自己或是處理個案時都有類似的經驗。想不出其他可能性的重要原因是：你是否已經接受了現狀？

當我們還在抗拒目前的狀態時，就會想要否認它，或是想其他餘地可回頭。但如果你接受或執著於「對，主管就是討厭我」，或者「我就是因為太小咖，其他部門才不聽我的」……就會很難轉變自己的觀點。

如果嘗試實踐轉念的過程中覺得困難，建議你感受、觀察一下自己的內心，是否被情緒所籠罩。你可能還不願意接納當前發生的事情，或者你還在尋找方法逃避面對這些事情。切記，當你

的情緒還很強烈時，不要強迫自己轉念。

　　轉念，比較接近處理「事情」，至於在處理「心情」的部分，要去接納自己目前的感受，比如我感到挫折、難過或被打擊⋯⋯轉念，並不是要否認情緒的存在，而是先接受這件事真的發生了，所以我現在有這樣的情緒，等到心情逐漸舒緩、平靜，列舉更多可能性的成功機率也會跟著增加。就算目前並沒有遭遇困境，我們也可以把「發現更多可能性」的念頭植入腦海，讓自己跳脫原本的想法，發現事物的正、反兩面性，並且練習以正向的力量，更溫柔地來激勵自己，疼惜自己。

3-6 自我疼惜，改善與自己的關係

　　面對生活中的各種事物，我們多半都可以兩種角度去看待——一種是我得做這件事，不然就會有壞結果或被懲罰；另一種角度是，做了這件事我可以得到什麼好結果或獎勵，這就是事物的正、反兩面性。

　　以前我在練習長跑時，很常沿著河岸跑步，一來景色優美，二來也不會有太多人車干擾，只是在過程中難免還是會需要穿越馬路。一開始我在練跑過程中遇到紅燈，需要停下腳步時總感到不開心，因為我覺得跑步被中斷了，而且當時我認為停下腳步對於練習的再啟動也是一種阻礙，這就是我所認知到的壞結果。

　　後來我看到一位專家的解說才明白，跑步過程暫停幾十秒並沒有太大影響，甚至還可以讓心肺暫時獲得喘息，再起跑時會更有動力。雖然都是同樣的情境，但是當我知道原來停下腳步，其實對練跑是有好處的之後，就變得喜歡碰上紅燈了。

　　再以運動為例，有些人運動是因為害怕身材變差、慢性病上身而持續，但有些人卻是感受到運動後的自己更有活力，也更有自信，想要保持美好的自己而持續運動。雖然這兩種想法都可以驅動人們保持運動，但一個像是被鞭策，不做就會被打；另一個則是主動追求，做了就會有美好的事發生，你會想要多關注哪一邊呢？

　　很多人因為家庭背景及自己的成長脈絡，會習慣性地去關注

不好的後果，也會一直自我反省、批判甚至自我苛責，覺得自己不夠好，而鞭策自己往前進。**激勵自己的正向力量並不是要認為自己已經夠好了，而是可以用另一種更溫柔的方式去進步。**

想像一下，如果你為自己設定了很多自己喜歡的目標，出發點是為了疼惜自己、善待自己、讓自己變得更好，你會發現你一樣會想進步，也會更享受進步的過程。

自我疼惜，接受生活中的不完美

在每個人的生活中，無論是在職場或是家庭中，都無可避免地會有許多令人煩心的事物，這些事物消耗著我們的心力，很多時候我們不是真的累，而是心累。然而，心力耗損不只是需要休息，更是需要被疼惜。

有一天，女兒告訴我，她現在不是很愛我了，而且在她心目中，我已經從第 2 名跌落到了第 3 名，這讓我感到非常地震驚和失落。花了一點時間，我才覺察到原來是我最近太忙碌了，大量的工作和家務，讓我感覺總是被時間追著跑，所以不自覺地也對孩子用急沖沖的語氣說話，最常講的像是，「快點、不要再摸了！要遲到了，怎麼不趕快？」或是我只看到孩子還沒做好、還沒做到的地方，就開始斥責她，卻沒有關注到她做到的部分。

說真的，就算沒有念到心理學博士，也不是正向教養專家，父母都知道我們應該關注孩子的正向行為，並給予她及時的正向回饋。但是上述的教養原則要在生活中落實其實並不容易，特別

是在「自我匱乏」的時候。

自我匱乏就是當我們的心累了，很容易會陷入自哀自憐，告訴自己「我做不到」，或者是「我無法成為一個好媽媽／爸爸、好妻子／丈夫」，但在自我責備前，我們應該要接納自己即使作為一位父／母親，也需要自己的空間和休息時間。所以，我要先學會調整自己的生活步調，不再那麼匆忙，學會花時間照顧自己，確保自己的情緒穩定，才有餘裕去平衡工作和家庭生活，也才有餘力去給予女兒更多的愛，進而恢復我們的關係。

自我疼惜（self-compassion），就是一個可以協助我們找回對生命的熱情，接受生活中的不完美和無條件愛人的方法。這是由克莉絲汀・聶芙（Christine Neff）博士致力推廣的概念，主要是一種培養對自己友善的意識，包含了善待自己（self-kindness）、人類的共通經驗（common humanity）和正念（mindfulness），並藉由這 3 個核心元素來學會疼惜自己。

人們很容易在犯錯或失敗時，進行自我批評。例如完成一項專案後，對成果感到不如預期或不夠完美，我們會先對自己的能力產生質疑；當在截止日期臨近時，才匆忙完成任務，就會怪自己無法有效管理時間；當與上司或同事溝通困難時，會認為是自己無法恰當地表達想法和意見；又或是在團隊合作時，質疑自己沒有足夠的貢獻或表現不夠活躍……總之，我們很容易在遇到挑戰或是陷入困境時，否定或唱衰自己，而不是拍拍自己的肩膀，看到這有多不容易。

自我批判，容易讓注意力被負向經驗佔據

自我批評，有時能夠激勵自己並促使改變，但它也可能伴隨著傷害，導致我們持續地消耗心力，感到無力、絕望，甚至一蹶不振。表面上，可能還是照常上班工作，但實際上我們的內心早已缺乏動力，導致在工作效能上愈來愈差。

這是因為我們在自我批評時，很容易被負面情緒給淹沒，導致注意力被負向經驗所佔據，看不到整件事情其實也有正向的部分，也想不到其他解決問題的可能性。於是想法上，我們就會膨脹負向經驗，將一件小錯誤的發生，放大成「我是個失敗者」；或是對於事情的發展不如預期感到失望，繼而演變成「我的人生無望」。

想要擺脫自我批評的循環，關鍵在於，你是否能夠察覺到自己已經陷進去了。一旦覺察到，就有機會在這一刻開始，為自己創造一個空間，發出對自己友善的聲音，並試著同理自己，向自己表達關愛。

在我的臨床經驗中，有不少個案難以實踐自我疼惜，一直陷在自我批評的負向漩渦當中而不自知。這時候我會引導他們進行一些練習，練習過程有點像是角色扮演，請他們試著想像：如果是你的好朋友處於跟你同樣的情境的話，你會怎麼對待他？

許多人在執行這個練習之後，會很驚訝地發現，我們對他人的態度竟然比對自己要好得多，**我們會去安慰、同理他人，但是卻對自己卻非常苛刻、態度惡劣，甚至不留任何餘地**。如果你也

是這樣，別擔心，你並不孤單。因為華人文化並不鼓勵我們對自己好，特別是受到儒家思想的影響，更是從小就教育我們要嚴以律己、寬以待人。

我第一次進行「自我疼惜」的練習時，正處於非常忙碌，感到煩躁和疲憊的狀態中。在紀錄中，我語氣嚴厲地寫下：「你就是太堅強，是想要證明什麼？做這麼多，只會被視為理所當然，你活該。」

句子一寫完，我就發現胸口好悶、好委屈、好想哭，才驚覺原來平時在每一個自己已經很辛苦的時刻，我都是用這種批判、怪罪的態度在對自己說話，一點兒也沒有善待自己。

這在華人社會中很常見，通常我們對自己總是充滿著命令和要求，例如「我必須這樣做」、「我應該要做到」，長期下來可能成為一種慣性思維，如果在遇到難關時，我們還沒有覺察到這樣的慣性，就容易地把我們的情緒推向更糟的境地，行為上也很難採取有效的應對方法。

但是，如果把同樣的情況擺放在朋友的身上，我給出去的回應則是完全不同。我會以一種同理和接納的態度，用溫柔的語氣對朋友說，「這真的很不容易，你已經做得很好了。感到辛苦是完全可以的，允許自己休息一下也沒有關係。」

當我們領悟到對待自己和對待好友兩種態度的區別，就是疼惜自己、善待自己、好好照顧自己的開始。現在，就透過覺察和運用新的反應方式，來改變我們和自己的關係吧。

【練習】自我疼惜 4 步驟

步驟 1 | 想像你的一位好友正處於痛苦中

他可能是因為專案失敗被主管指責、失戀、失業……這時的他總覺得自己一無是處。而你正處於順境,事業處於上升期,家庭也很美滿,生活過得很不錯,此時的你會怎麼對待這位朋友?你會說些什麼?用何種口氣、姿態或身體語言?請寫下你的反應:

步驟 2 | 想像是你自己處於痛苦和掙扎中

接著,再想像是你自己處於痛苦和掙扎中,例如同樣是工作不順、運氣不佳,或者感到挫敗。這時候,你都是如何對待自己的,你會對自己說些什麼?用什麼樣的語氣和姿態呢?請寫下你的發現:

寫到這裡，你可以試著「對照」1 和 2 的差別，你有注意到其中有哪些「習慣性模式」嗎？當我們領悟到兩種態度的區別後，先不用急著要自己轉念或改變。你可以先照顧「承接批評」的這個部分，給自己一些悲憫，然後再進行下個步驟。

步驟 3｜理解批評聲音背後的意圖和動機

試著用手觸摸覺得舒服，能安撫自己的地方，例如雙手交疊在心口上，或是環抱自己的雙臂等，照顧和接納自我批評的部分，對自己輕輕地說聲，「我知道你不容易」。然後，試著用好奇和友善的態度，去理解為什麼批評的聲音存在那麼久？它有什麼意圖？有什麼良善的動機？請寫下你的發現：

　　雖然內在自我批評的聲音會讓我們不舒服，但實際上它的存在有其正面的動機，可能是源於想要把事情做好的期待而督促自己，也可能是為了免於體驗更難受的情緒（如羞恥、愧疚）而在保護自己，抑或是內化了從小聽到大的父母說教。當我們有了這份理解，才能「認可和感謝」那個自我批評的部分，選擇開始用充滿關愛的方式與自己對話。

步驟 4 ｜對自己傳表達關愛

最後，試著回過頭去連結那個內心悲憫的自己。問問自己，如果是我的好朋友他會對我說些什麼？此刻的我需要聽的是什麼？試著為正在難過的自己寫下一些支持的話語，就像寫給一位好朋友一樣，例如，「人都會犯錯，你已經很努力了，無論發生什麼事，我都會在這裡陪你。」請對自己傳達關愛的話語：

記得第一次練習對自己表達關愛時，我對自己寫下：

「我知道你是害怕自己做不好，不夠資格承擔這個角色或是待在這個位置上。但並不是因為你不夠好才需要改變，學會休息和照顧自己，是因為我希望你活得更健康。即使不那麼努力，大家都還是很愛你的。」

我還記得在那一刻留下的淚水，正是因為我終於理解了自己、也懂得疼惜自己。自我疼惜的練習過程，在於真誠地面對並接受自己那些脆弱的部分。**學會成為自己的好朋友，特別是遇到困難的時候。**你不用擔心自己不知道該說些什麼，或是做不來，因為當你願意覺察自身的痛苦，有想要好好照顧自己的意圖，用友善和祝福的心對待自己，你就已經是在自我疼惜的路上了。

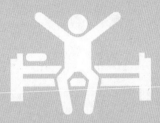

CHAPTER **4**

完全休息最高指導原則——
了解睡眠運作機制

建立適當的睡前儀式，就是在讓你的大腦和身體逐漸放鬆、清醒系統逐步降低，
而睡前行為對於第 1 個小時的睡眠狀態來說尤其重要。

4-1 每天「洗腦」，幫大腦重開機

在前面三章中，我們提到了一個重要的概念：完全休息。

完全休息包含了微休息、休息和睡眠。白天，你需要藉由短時間的微休息、休息，補充我們耗損的心力和腦力，也可以運用一些調節壓力與情緒的方法，中止慣性思維對我們心力及腦力的損耗；到了夜晚，我們需要長時間的睡眠，來修復我們使用了一整天的大腦。

對於人體來說，睡眠並不只是單純的休息，而是進行「洗腦」工作的深度休息。

接下來我會試著省略專有名詞，以下面的比喻來讓大家更好理解。

人在清醒的時候，無時無刻都會用到大腦，大腦雖然只佔了體重的 2% 左右，但卻用掉了約 20% 的血液。這是因為大腦要進行的工作量實在太大了，所以需要很多的能量才得以順利運作。血液是大腦能量的主要來源，如果我們以一輛汽車來比喻大腦的話，血液就類似汽油，提供汽車前進時所需的能量。

既然大腦使用了這麼多的能量，總是會有廢棄物吧？這就像是汽車利用汽油運作之後會排放廢氣一樣。因此血液並不是純粹的能源，也內含代謝後的產物。只是我們很少想過，大腦內的代謝物到哪裡去了？人體又該怎麼處理呢？

睡眠「洗腦」，清理代謝後的廢棄物

由於我們在醒著的時候，大腦無時無刻地進行大量的知覺、思考、決策等認知歷程，根本無暇處理代謝後的廢棄物，這就像是人在廚房忙著做菜一樣，並沒有時間針對單一個殘餘菜渣就立刻用垃圾袋打包，然後拿出去丟，多半都是把菜都做完，甚至是等到吃飽飯後再一次性地整理善後，這樣的運作比較有效率。

大腦也是如此，醒著的時候忙著接收外界資訊和思考，等到入睡之後，不需要再處理外界訊息跟思考了，此時就是很適當的時機來處理廢棄物。在正常情況下，大腦白天認真工作，晚上睡覺把垃圾清一清，所以你在睡飽後，隔天醒來精神十足，就可以開始另一天的行程了。

如果以電腦來形容，我們在清醒時的 10 幾個小時中，大腦充斥著各種對話、圖像和待辦事項，這就像是我們在電腦上同時開啟了數十個視窗，同時處理的事務愈多，系統運作的效率愈慢，此時我們需要運用微休息及休息來整理桌面，關掉不必要的視窗，才能提高系統的運作效率。

至於睡眠的作用，就像是經過一整天的工作後，需要把電腦關機，把那些在白天獲取的大量暫存檔案──像是我們遭遇的人、事、物，甚至是情緒上的連結，經過重新編碼後存放到電腦的硬碟中。在睡眠當中，大腦也會進行「腦部代謝物清除程序」（metabolite clearance of brain），腦脊髓液會把有腦內廢棄物沖刷帶走，再透過循環系統排出腦部，幫助我們修復過勞的大腦。隔

天睡醒,就像是幫大腦重開機,又可以重新再儲存新的記憶了。

　　既然睡眠是清理腦內廢物最重要的時間,擁有一夜好眠就非常重要了。只不過,對於「好眠」的定義,似乎每個人都不一樣。想想,如果有人問你「睡得好不好」,你會怎麼回答呢?通常我們的回答都很籠統,比方說「睡得還不錯」、「睡得不太好」。這些回答其實都是根據自己的感覺與想像,並不見得反映出真的睡得好不好。感覺其實是不可靠、不精確的概念,很容易忽略掉一些細節的變化。要知道自己睡得好不好,建議盡量透過行為來做評估,才會比較準確。

　　這裡提供一個自編的「生活作息評估」(表2),很快速地讓大家檢視一下自己的生活型態與睡眠,並且從睡眠量、睡眠品質、4個好眠向度來了解一下,你到底睡得好不好。

檢視好眠 4 面向

　　良好的睡眠第1個部分會先看「**睡眠量**」,如量表中的第1、2題,根據睡眠專家的建議,成年人每天要睡 7 到 9 個小時之間才是最好的,所以如果你的答案是 7 到 9 的話,睡眠量這一項就會是屬於良好。但如果只能睡 6 到 7 個小時的話,只能說是及格、一般而已。但如果你是睡 6 小時以下或者是 9 小時以上的話,那可能就代表你的睡眠有一點狀況,屬於不佳。

　　關於「**睡眠品質**」的部分,會關注你入睡大概要多久的時間,你睡眠的時候會不會中斷?以及你睡醒之後,你的心力和腦

力是不是有恢復感？

　　第 3 個指標會看「**作息穩定性**」。這會檢視一週當中，你最早跟最晚起床的時間相差多久？一般來講，如果我們最早跟最晚相差在 2 個小時以內，會認為這是可以接受的。當然如果最早跟最晚相差在 30 分鐘以內，或者是在 1 個半小時以內的話，那就表示穩定性愈高。

　　可是如果最早跟最晚的差距到了 2 個小時以上的話，那就代表作息穩定性不好。最常出現不穩定的情況，其實是在週末，週末可能就會比較晚起床。所以這個也是我們用來評估你自己在補眠的時候，會不會有過度補眠的一種情況。

　　最後一個是評估「**白天清醒的程度**」。白天不夠清醒、會想睡覺的話，通常是代表你晚上睡得不夠，或者是睡得不好的關係。至於咖啡因飲料，因為有一些人整天都可以維持很有精神，但他可能要喝 3 杯以上的咖啡。所以有人下午覺得很有精神，可能會誤以為自己的狀況很好，但其實這是提神飲料帶來的效果。

　　以上是我們用來評估好眠最常用的 4 個向度，先透過這 4 個方向來對自己的睡眠有大致的了解，後續會更進一步解析睡眠的關鍵因素。

表2 **生活型態與睡眠評估**

1. 週間每天大約睡多久？
（A）6 小時以下 （B）6-7 小時 （C）7-9 小時
（D）9 小時以上

2. 週末或隔天不上班，會睡多久？
（A）6 小時以下 （B）6-7 小時 （C）7-9 小時
（D）9 小時以上

3. 入睡需要多久？
（A）10 分鐘以內 （B）10-30 分鐘 （C）30-60 分鐘
（D）60 分鐘以上

4. 晚上睡眠是否會中斷？
（A）0 （B）1 （C）2 （D）3 次以上

5. 睡醒後的精神、恢復感？
（A）很好 （B）還不錯 （C）不太好 （D）很糟

6. 這週以來最早與最晚起床的時間相差多久？
（例：最早的一天 5 點起床、最晚 7 點起床，相差 2 小時）
（A）30 分鐘以內 （B）30-90 分鐘 （C）90-120 分鐘
（D）120 分鐘以上

7. 這週以來最早與最晚上床的時間相差多久？
（例：最早的一天 10 點上床、最晚 12 點上床，相差 2 小時）
（A）30 分鐘以內 （B）30-90 分鐘 （C）90-120 分鐘
（D）120 分鐘以上

8. 下午是否會疲倦想睡？
（A）很少 （B）偶而 （C）常常 （D）天天

9. 白天需要喝幾杯咖啡？（若沒喝會沒精神）
（A）不喝 （B）1 杯 （C）2 杯 （D）3 杯以上

分數解析

睡眠量
第 1 題
（A）1 分 （B）2 分 （C）3 分 （D）1 分
第 2 題
（A）1 分 （B）2 分 （C）3 分 （D）1 分
加總後
佳：6 分　一般：4-5 分　差：2-3 分

睡眠品質
第 3 題
（A）3 分 （B）2 分 （C）1 分 （D）1 分
第 4 題
（A）3 分 （B）2 分 （C）1 分 （D）1 分
第 5 題
（A）3 分 （B）2 分 （C）1 分 （D）1 分
加總後
佳：8-9 分　一般：6-7 分　差：3-5 分

作息穩定性
第 6 題
（A）3 分 （B）3 分 （C）2 分 （D）1 分
第 7 題
（A）3 分 （B）3 分 （C）2 分 （D）1 分
加總後
佳：6 分　一般：4-5 分　差：2-3 分

白天精神
第 8 題
（A）3 分 （B）2 分 （C）1 分 （D）1 分
第 9 題
（A）3 分 （B）2 分 （C）1 分 （D）1 分
加總後
佳：5-6 分　一般：4 分　差：2-3 分

全部總分｜佳：25-27 分　一般：18-24 分　差：9-17 分

4-2 睡得好不好，不是靠感覺

　　你曾經看著別人睡覺嗎？這畫面想來像是父母盯著甜美入睡的嬰兒，或是看著伴侶好眠吧。不過即使我們做過這件事，看的時間恐怕也不會太長，畢竟人睡著了後看起來都一樣，就是眼睛閉著、躺著不動。

　　正是因為這種想法，很多人認為睡眠是個一成不變的行為。既然睡著以後沒什麼變化，我們順著這個概念往下推論，就會很容易地認為睡 1 個小時可以替換成是 2 個 30 分鐘，甚至是 4 個 15 分鐘，就好像算數學一樣。不過，睡眠的過程其實複雜得多了。睡眠狀態並非一成不變，它受到多種因素的影響，包括日間活動、入睡時間、睡眠持續時間等，這些因素共同作用造成睡眠過程中的變化。

　　探索睡眠多變性的重要轉折點出現在 1953 年。當時一位名為阿瑟林斯基（Eugene Aserinsky）的研究者，發現人大約在進入睡眠 1 小時左右，眼球會偶爾出現快速轉動的現象，這段時間大約持續約 10 到 15 分鐘，之後又回到一個安穩的睡眠狀態。而隨後的睡眠過程大約每隔 60 分鐘，快速眼球運動會再次出現一段時間，旋而消失。

　　這項研究讓人類對睡眠有了一個重要的發現：在睡眠過程中，人會經歷兩種截然不同的睡眠狀態。一種是被命名為「非快速眼動睡眠」（non-rapid eye movements sleep，NREMs），外觀上

看起來是安穩的睡眠，並沒有明顯快速的眼球運動。另一種狀態則是「快速眼動睡眠」（rapid eye movements sleep，REMs），這種睡眠狀態除了眼球轉動以外，大腦還處於相對活躍的狀態。

研究指出，如果把人從快速眼動睡眠中喚醒的話，會有很高的機率是他正在作夢，因此這段睡眠也常被稱為作夢期。不過要特別說明的是，作夢並不等同於快速眼動睡眠，在其他睡眠階段也是有可能會作夢的，只不過在快速眼動睡眠時期的比例較高，夢境也較有情緒性。

在整夜的睡眠過程中，「非快速眼動」和「快速眼動」這兩種睡眠狀態會不斷地交替出現，從 NREMs 到 REMs，再回到 NREMs，形成一個循環（圖5）。這一發現徹底改變了人類對睡眠的理解，揭示了睡眠的複雜性和動態性，也為後續的睡眠研究奠定了基礎。

「非快速眼動睡眠」跟「快速眼動睡眠」這兩者除了眼球轉動以外，還有什麼不一樣的地方嗎？簡單的說，在非快速眼動睡眠時，大腦與身體都呈現一個放鬆、穩定的狀態，一般所說的深層睡眠就是在這個時期裡。相反的，在快速眼動睡眠狀態時，大腦與身體會處於一個不穩定的狀態，大腦的活躍程度就類似清醒狀態，而心跳、體溫、呼吸、血壓等生理特徵都會呈現忽高忽低的不穩定狀態。

此外，快速眼動睡眠還有一個非常特別的地方，就是在這個時期人體的肌肉張力會完全消失，整個人類似癱軟一樣，完全失去力量，也因此人們才不會把夢境實際執行出來。不過也有

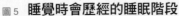

圖5　**睡覺時會歷經的睡眠階段**

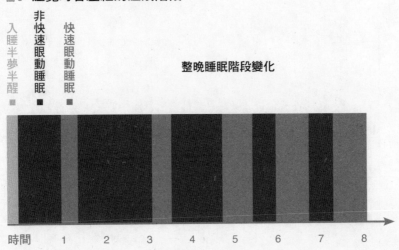

入睡半夢半醒 ▪
非快速眼動睡眠 ■
快速眼動睡眠 ▪

整晚睡眠階段變化

時間　1　2　3　4　5　6　7　8

些特殊案例，像是快速眼動期睡眠異常（rapid eye movement sleep behavior disorder，RBD）患者，在這個階段仍保留了肌肉張力，肢體會把夢境內容「演」出來，這就是為什麼有些人會莫名其妙地被睡在旁邊的伴侶拳打腳踢的原因。

　　為什麼要特別了解睡眠還會區分為「非快速眼動」和「快速眼動」兩種狀態？因為不同的睡眠狀態，對於恢復我們的體力、心力與腦力消耗有不同的作用。體力與腦力的恢復主要依賴於非快速眼動睡眠，而心力的恢復則需要快速眼動睡眠。舉例來說，如果你在白天學習了大量知識，並且需要牢牢地記住這些資訊，這時候非快速眼動睡眠就扮演了非常重要的角色。

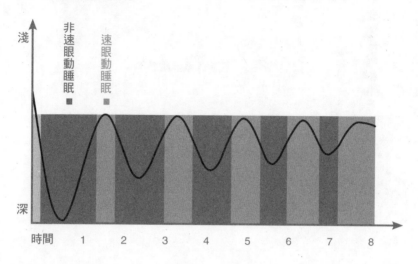

圖6　**深層睡眠的時段**

淺

非速眼動睡眠 ■

速眼動睡眠 ■

深

時間　1　2　3　4　5　6　7　8

　　由於不同的睡眠狀態，各自擔負著與白天活動不同的重要功能，所以「睡得好不好」不能只考慮睡眠總時長，還必須考慮我們在不同的睡眠階段是否都得到了滿足。

深層睡眠為什麼重要？

　　關於睡得好這件事，相信大家一定都聽過一個名詞叫「深層睡眠」。很多人認為睡得好，就等於深層睡眠的時間要長。但到底什麼是深層睡眠？又是為什麼它很重要呢？再回答這個問題之前，請你先猜看看，如果將整晚的睡眠分為前、中、後 3 個階

段，深層睡眠主要發生在哪個階段（圖6）？

　　過去在演講時，我總是會提出這個問題，多數人會猜中間或後面，但實際上深層睡眠主要出現在前段，也就是睡眠期剛開始的1到2個小時。

　　要進一步了解睡眠深淺，必須根據腦波、眼動和肌肉活動等生理特徵來判斷睡眠的不同階段。假設整晚睡眠為8小時，一開始的5到10分鐘，你可能處於剛入睡的半夢半醒狀態，接下來會進入非速眼動睡眠期。在這個時期，可以區分為階段一，就是一般所說的淺睡狀態。過了約10幾分鐘，會進入所謂的階段二，這是睡眠的開始，大部分的人會感到自己似乎睡著了，或是失去了意識。

　　關於階段二，跟童話故事睡美人有個很奇妙的巧合：

　　童話故事中的睡美人是一位美麗的公主，她在出生時被邪惡巫女詛咒，如果她在長大後被紡錘刺到，就會陷入永久沉睡。為了保護公主，國王銷毀了所有織布機。然而命運使然，公主長大後在城裡發現了一個織布機，並因好奇觸摸而被紡錘刺傷，隨後陷入深睡，直到被王子救醒。

　　這個故事中，紡錘不僅是物理上的工具，也象徵著睡眠的開始。在1968年，兩位學者研究睡眠階段時，發現入睡後的腦波會出現特定變化，其中一個顯著特徵就是腦波的形狀會與紡錘相似，因此也被命名為紡錘波（spindle wave）。當大腦出現紡錘波時，就表示人已經進入了真正的睡眠狀態，「紡錘波」也成為在腦科學上判斷人類是否入睡的重要指標。

圖7 睡眠循環簡單示意圖

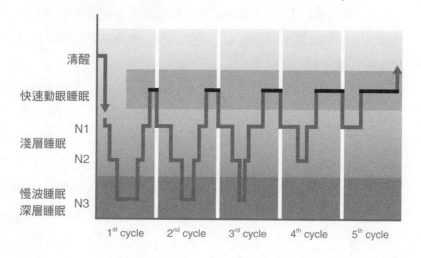

之後人體就進入了階段三，此時的狀況又稱「慢波睡眠」，也就是大眾常說的深層睡眠。在這個階段，大腦運作呈現高幅度但低頻率的狀態，經過一段時間後，又會回到階段二、階段一，然後進入快速眼動睡眠期。

睡眠由淺入深，再從深回淺，最後進入快速眼動階段，就構成一個完整的睡眠循環。而在 8 小時的睡眠中，我們大約會經歷 4 到 5 次這樣的睡眠循環。所以睡眠階段不僅包含了淺睡和深睡，還有非快速眼動期和快速眼動期兩種不同狀態的交替變化。如此看來，睡眠遠比我們想像的複雜（圖 7）。

至於深層睡眠的時間是不是愈長愈好？研究發現，人體的確

是在慢波睡眠（階段三）期間，大腦會進入最放鬆的狀態，從而
實現體力和腦力的恢復。但是我們一整晚的深層睡眠變化如下：
**在第一個睡眠循環中，睡眠就會達到最深層的狀態。而在接下來的
幾個睡眠循環中，深層睡眠的狀態會逐漸變淺。**這也解釋了為什
麼深層睡眠主要出現在睡眠的前半段。

我們再以不同睡眠階段在整夜睡眠中所佔的比例來看，深層
睡眠（階段三）大約只佔了整晚睡眠的 15% 到 20%，而快速眼
動睡眠大約佔 20% 到 25%，階段二則佔了 50% 到 60% 左右。
換句話說，即使深層睡眠的時間不長，但如果想要恢復日間的體
力和腦力消耗，入睡後的第 1 個小時尤為重要。

了解不同的睡眠階段及其深淺變化後，再結合自己的年齡，
可以更好地了解自己的睡眠狀態。下一次，再有人問你睡得好不
好，我們就可以不用憑感覺來回答了。

4-3 睡眠系統的運作機制

睡眠絕不是一種容易的藝術，

必須有整個晝間的清醒，才有夜間的熟眠。

每日你必得克制你自己 10 次，

這引起健全的疲倦，這是靈魂的麻醉劑。

每日你必得舒散你自己 10 次，

因為克制自己是痛苦的，不舒散自己的人就不能安睡。

——尼采《查拉圖斯特拉如是說》

這是尼采在《查拉圖斯特拉如是說》一書中，描述查拉圖斯特拉去聆聽一位智者談睡眠與道德的內容，短短幾句話其實已經蘊含了擁有一夜好眠的最高指導原則。

「睡眠絕不是一種容易的藝術，必須有整個晝間的清醒，才有夜間的熟眠。」光是這句話就同時說明了影響睡眠的 2 大因素：睡眠債務與生理時鐘。在人體的運作系統中，睡眠是一種恆定機制，就像是債務的累積與償還的循環。

人們只要醒著，就會開始累積睡眠債，醒的時間長了，債務的累積也就多了，此時就會被周公追討著去陪他下棋。等到棋下了，債也還得差不多時，就會逐漸醒來，醒來後隔天又繼續累積債務，如此不停地循環。

但睡眠與清醒之間的恆定機制是可以調節的，若是白天的小

睡時間過長，晚上累積的睡眠債務就不夠多，就會難以入睡；相反的，若是白天都醒著不小睡，累積足夠的睡眠債務，晚上就會比較好睡。另一方面，因為人類是晝行性動物，在生理時鐘上比較適合白天清醒、夜晚睡眠的模式，因此夜間熟眠的品質自然要比晝間睡眠來得好。這也就是為什麼尼采要說，要有整個晝間的清醒，才有夜間的熟眠。

　　至於為什麼每天要克制自己 10 次呢？如果不去克制那想要發懶、當沙發馬鈴薯的自己，不在白天讓我們的身體和大腦有充足的活動，夜晚的睡眠品質當然不會好。另外，為什麼每天還得舒散自己 10 次？因為人在清醒時，大腦若持續運轉，會導致過度活躍，該睡覺的時候還無法放鬆，自然也不會擁有好的睡眠。因此失眠者最先需要學習的就是大腦和身體要如何放鬆。一動之後有一靜，如此才能保持平衡狀態。

　　對睡眠提出如此真知灼見的尼采，其實是 100 多年前的人，可見「失眠」並不只是因為現代社會壓力大才產生的特有問題。

影響睡眠的關鍵因素

　　怎麼睡好一點？快速入眠的方法、改善淺眠……都是我在睡眠講座或諮詢中常會遇到的問題，很多人希望能找到方法，讓自己的睡眠問題獲得改善。面對這樣的需求，我總是很為難，因為每個人的情況都不一樣，背後要調整的睡眠因素也不盡相同，很難一言以蔽之地回答說，「只要這麼做就可以夜夜好眠。」

事實上，根本不存在這樣的方法或產品，即便是安眠藥也會因人而異啊。

要解決「你的」睡眠問題，我們需要先來了解影響睡眠 3 個彼此獨立卻又交互影響的關鍵因素：睡眠債務、生理時鐘與清醒系統。

有些失眠者會問，為什麼我明明很想睡，但是不管怎麼做都睡不著呢？

這個看似矛盾的感受背後，隱藏著睡眠的大腦機制。想像一下，大腦當中負責睡眠與清醒的開關，是怎麼運作的呢？多數人的想像是睡眠與清醒應該就像電燈開關一樣，打開時會清醒，關閉時會想睡覺。如果是這樣，那就不應該出現既想睡覺，卻又睡不著這種矛盾的情況才對，顯然真實情況並非如此。

事實上，**睡眠與清醒在大腦裡分別由兩個不同的系統控制，我們可以把它們看成是兩個獨立的開關**。這一發現可以追溯到 1920 年代。當時在歐洲和南美洲曾爆發過一場名為「嗜睡性腦炎」（Encephalitis lethargica）的疫情，病患可能會出現兩種極端的症狀：一是不停地睡眠，另一則是持續性的失眠。令人不解的是，同一種疾病，為何會導致如此不同的反應呢？

在這些病患臨終後，醫師對他們進行了腦部研究，發現一直失眠與持續嗜睡的病患，分別是因為在腦中兩個不同的部位受損了。此發現點出一個重要事實：控制睡眠和清醒並不是同一個開關，而是當清醒的開關壞了，就會一直睡；而睡眠的開關壞了，就會睡不著。

所以當我們希望自己可以一夜好眠時，需要同時考慮到清醒與睡眠這兩個系統。清醒與睡眠兩個系統就像是翹翹板或是像拔河一樣，哪一邊比較強，就會展現那一邊的狀態。在一般情況下，在白天時清醒系統比較活躍，而睡眠系統相對較弱；到了晚上準備就寢時，清醒系統的活躍程度降低，睡眠系統得以增強，如此一來便能輕鬆入眠，享有良好的睡眠品質。

　　但在長期失眠者的身上，很可能會出現這兩個系統同時處於高度活躍的狀態，這就導致了剛才提到的「想睡卻睡不著」的矛盾情況。了解清醒與睡眠兩大系統的基本運作之後，更能掌握自己的睡眠狀態，也比較不會出現無助、不知道為什麼的焦慮。

4-4 睡眠債、生理時鐘與清醒系統

　　我們可以把清醒與睡眠系統想像成翹翹板的兩端，在睡眠系統的這一端又包含了「睡眠債務」和「生理時鐘」2個因素（圖8）。我們需要平衡這3個部分，才能確保進入夢鄉時能享受到最佳的睡眠品質。

　　睡眠債務來自於所謂的「睡眠恆定作用」，簡單來說就是欠債還錢的概念。當你清醒時，就在不斷地累積睡眠債，你可以想像在綜藝節目裡玩遊戲，頭上頂著一個不斷膨脹的氣球，愈漲愈

圖8　**清醒與睡眠兩個系統**

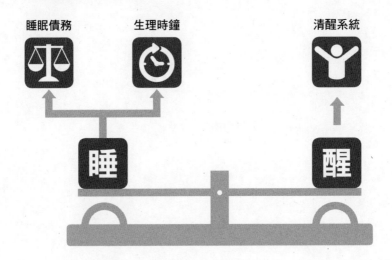

圖9 **不斷膨脹的「睡眠債務」氣球**

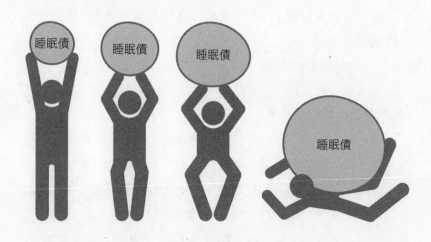

大，直至最終爆炸，爆炸後你就會感到無法抗拒的睏倦感，繼而以睡眠來償債（圖9）。如果你的睡眠充足且品質良好，醒來後會發現債務清零，感到精神煥發，清醒而充滿活力。

睡眠不足的問題，有睡但是沒睡夠，這就像是前債未清，後債又起。你白天欠下 1 千元的「睡眠債」，只還了 800 元，剩餘的 200 元債務仍在，導致你隔天容易感到疲憊和困倦，因此長期睡眠不足，就會像卡債一樣愈累積愈多。

我們常在週末嘗試補回工作日失去的睡眠，雖然有補總比沒補好，但補眠並非萬能，因為生理時鐘的存在，我們無法期望用週末一次補回所有缺失的睡眠。如果週末補眠過多，反而可能打

亂了你的生理時鐘，帶來新的問題——社交時差。

除了睡眠時間以外，睡眠品質也同樣重要。睡眠品質不佳的話，就像是嘗試還清 1 千元的債務，但其中 500 元是假鈔，這部分有還等於沒還。表面上看似休息了，但實際上睡眠品質不佳，等於只還了一半的睡眠債，隔天仍然會感到疲倦。

好眠關鍵 1 ｜睡眠債務

「睡眠債務」的概念並不單純是一種比喻而已，大腦生理運作確實有類似的機制存在。當我們清醒時，大腦會持續產生一種名為腺苷（Adenosine）的代謝物，這種物質隨著清醒時間的延長而累積，唯有等到晚上睡眠時才會透過清理來減少，這與睡眠債務的概念非常相似。因此，當腺苷累積到一定程度時，我們便會感到強烈的睡意。

剛剛提到要還清睡眠債，必須確保足夠的睡眠時間和良好的睡眠品質，但我們究竟需要多少的睡眠時間才足夠呢？根據不同年齡階段，睡眠需求量會有所不同。一般而言，成年人（18 歲以上）的睡眠時間在 7 到 9 小時之間，這就是常聽到的「8 小時睡眠」的由來。不過，我們也不用過於執著 8 小時這個數字，因為 7 至 9 小時的範圍都是可接受的。重要的是，不要因為我們睡眠時間沒有達到 8 小時而感到焦慮。

這邊要特別說明一下，「睡眠需求量」與「睡眠量」是不同的概念。例如很多上班族長期下來一天只能睡 6 到 7 小時左右，就以為自己已經習慣了這樣的睡眠量，但長期只睡 6 小時並不等

於你只需要睡 6 小時，很可能你沒有注意到睡眠不足的負面影響，又或者這些負面影響被內、外在環境給掩蓋住了。

就像有些創業者正在為事業奮鬥，可能一天只睡 5 小時看來也精神抖擻，但白天清醒時卻覺得疲倦或容易注意力渙散、情緒暴躁。又或者是年長者，晚上只睡 5 到 6 小時就會醒來，很容易被誤解為這是因為年紀大了就不需要睡太多，但我們也常看到阿公阿嬤在客廳看電視，看著看著就睡著了，這也是因為睡眠不足而造成的睏睡。

話又說回來，很多人了解睡眠時間充足的重要，難就難在因為工作或家庭壓力，無法每天睡足夠長的時間。對於成年人而言，6 小時被視為最低標準。臨床公共安全報告顯示，每天睡眠少於 6 小時會顯著增加多種疾病的風險，包括中風、高血壓和糖尿病，並可能增加工作場所的事故風險。

另外，也要特別關注青少年的睡眠需求，一般國高中生外表看起來跟成年人很接近，所以我們很常以成年人的標準來看待，但是根據睡眠專家建議，青春期的青少年每天需要的平均睡眠時間比成年人多 1 小時，也就是 8 到 10 小時。不幸的是，許多國中和高中生因為課業壓力，睡眠時間嚴重不足，事實上充足的睡眠對於青少年白天的學習、情緒控制和行為選擇至關重要。

我們的睡眠債務是否已清償，除了評估睡多久時間以外，也要更近一步評估白天的清醒程度，你可以再透過以下 5 種常見情境來進行自我評估：

❶ 早上時段感覺特別無精打采。

❷ 在下午 1 到 3 點安靜坐著時，是否容易感到困倦。

❸ 在聽演講或開會時是否容易打瞌睡。

❹ 在長途車程中（超過 1 小時）是否傾向於打瞌睡。

❺ 是否需要依賴咖啡或提神飲料來保持清醒。

　　若上述 5 種情境中，有 3 種或以上是你經常遇到的情況，這就意味著你的日間清醒度並不如想像中的那麼好。尤其是第 5 種，你對咖啡或提神飲料的依賴程度，可能掩蓋了你真正的清醒狀態。我自己也曾遇過一些研究人員或上班族，一天需要 4、5 杯咖啡才足以提神，還說沒喝咖啡就無法有動力工作，這其實就是一種過度燃燒、睡眠不足的情況，只是暫時透過咖啡因來緩解、掩蓋罷了。

　　如果你在白天經常打瞌睡或迅速入睡，都可能是睡眠不足或睡眠品質差的指標。在這裡提供一個實用的資源，你可以掃描以下的 QRCode，連結到「**國際睡眠教育網站**」。只需簡單輸入年齡和每天早上的起床時間，就可以計算出建議的睡眠時間。這個工具可以方便的為你和你家人制定更好的睡眠時間計劃，幫助大家都擁有更優質的睡眠。

好眠關鍵 2 ｜生理時鐘

請想像以下情境：如果明天一早有個重要報告要交，以至於會減少今天晚上 3 小時的睡眠時間，你會選擇哪種方法來處理這個情況呢？

❶ 挑燈夜戰，先把工作完成，延後 3 小時睡覺。

❷ 照常時間睡覺，提早 3 小時起床來完成工作。

這兩種選擇並沒有絕對的對錯，大多數人會選擇先完成工作再去睡覺，除了可以避免惦記著報告而焦慮外，也是因為人類的生理時鐘更容易適應晚睡的關係。但是，照常上床睡覺，提早起來完成工作，對睡眠品質而言是更好的選擇。

這是因為考量到深層睡眠，尤其是在睡眠的最初幾個小時中，對於身體和大腦的恢復至關重要。若想在第 1 個小時就獲得高品質的深層睡眠，睡前的準備就變得非常重要，這包括建立固定的睡眠儀式和讓身體自然地進入休息狀態。

我們的生理時鐘對睡眠有著深刻的影響。例如新生兒的生理時鐘尚未完全發展，所以他們通常無法好好地睡上一整夜；青春期學生往往會晚睡、晚起，這與他們生理時鐘的後移有關；成年人的輪班工作、跨時區旅行或不同時區的國際會議都會影響到他們的生理時鐘；而老年人常常早醒，也與他們的生理時鐘弱化與前移有關。由此可以得知，唯有穩定的生理時鐘，我們才能擁有最佳又高效的睡眠狀態。

生理時鐘的作用導致身體在許多生理現象上，會展現出一

天 24 小時的週期性變化，這是為了讓身體能夠為即將到來的時刻做好準備。打個比方，假設你習慣在中午 12 點用餐，久了以後，消化系統會在 12 點前就開始為進食做準備，因為身體已經預期你將要開始進食。如果反過來，你的進食時間不穩定，身體將難以預做準備，就無法達到最佳效能，像是輪班工作或常吃宵夜的人，就常會有肥胖與腸胃道的相關問題。

你可以把生理時鐘的作用想像成公司的運作，如果主管或同事突然丟一份工作過來，要你立刻處理，勢必不容易立刻上手，完成的效率也較差。但如果可以事先告知即將要接受任務，可以預做準備的話，自然可以有比較好的表現。如果套用在睡眠上，我們想讓身體在睡眠的第 1 個小時就進入最佳狀態，意味著你需要讓身體知道何時開始進入這個階段。

不少人對生理時鐘有所誤解，認為是整個身體有一個時鐘在運作，更精確的看法應該視為身體內有許許多多的時鐘都在同時運作著，包括心臟、腸胃道、肝臟、脂肪組織等，各自都有自己的生理時鐘。與睡眠相關的生理時鐘，最關鍵的區域是大腦中的視差上核（suprachiasmatic nucleus），它負責接收外界光線，引導我們的身體遵循一天 24 小時的節律。

與睡眠最密切相關的重要激素——褪黑激素（melatonin），可說是反應了光線對人體的影響。當夜幕降臨時，它的分泌逐漸增強，在我們沉浸於夢鄉中達到高峰。隨著黎明來臨、夜晚消逝，褪黑激素的分泌也逐漸下降。到了白天，光線訊息透過眼球進入大腦的視差上核，再將訊息傳遞給身體其他部位，此時褪黑

激素的分泌幾乎停止，如此來保持內部時間的一致性。然而，生活中有許多因素會打亂這種一致性，例如吃宵夜、時差或輪班工作，這些行為會導致內部時鐘失調，增加我們的健康風險。

　　尤其是褪黑激素與吸血鬼有著相似的特性：極度畏光。只要稍微曝露於光線之下，褪黑激素的分泌便會受到抑制。這也是為什麼我們會建議在夜間要降低室內光線，減少使用 3C 產品，因為這些人造光源都會抑制大腦產生褪黑激素，降低睡意的產生。

　　許多人會在睡前使用手機或其他電子裝置，而這些設備的螢幕光線透過眼球進入視差上核後，大腦便發出抑制褪黑激素分泌的訊息，導致我們的睡眠時間延後了，形成睡眠的「相位後移」現象。人造光不僅會造成睡眠後移的問題，睡前使用 3C 產品，大腦也要處理你看到或聽到的種種資訊，這會使得我們變得更加清醒，進一步減弱了睡意。如果希望擁有穩定的作息和一個理想的入睡過程，控制光線暴露（特別是在睡前）至關重要，尤其是在準備進入夢鄉的前 30 分鐘，最好遠離手機和其他 3C 裝置，生理時鐘才能順利地引導你進入深沉的睡眠。

　　許多人認為晚上 11 點前入睡最好，從生物學的角度來看，人類作為畫行性動物，晚上 11 點到凌晨 1 點的確是最佳的入睡時間。但現代腦科學的研究也顯示，規律性比入睡時間更為重要，如果能每天在同一時間入睡和起床，即使是晚上 1 點睡到早上 9 點，只要能規律地保持 8 小時的充足睡眠，就足以確保身體和睡眠的穩定性。所以，健康睡眠的關鍵並非在特定時間入睡，而是你每天的睡眠和起床時間是否固定。

好眠關鍵 3 ｜清醒系統

前面所提到的 2 個好眠關鍵，第 1 個是累積足夠的睡眠時間，第 2 個是維持穩定的生活作息，這兩者對於引導我們容易入睡至關重要，但有時我們感到疲倦卻難以入眠，就是因為第 3 個關鍵——清醒系統過於活躍，使得大腦和身體無法放鬆。

在探討清醒系統之前，先問大家一個問題，睡前 30 分鐘你在做什麼？因為睡前行為關係到清醒系統的活躍度，例如許多人會在睡前 30 分鐘滑手機、打手遊或追劇，這些活動會使得大腦的注意力集中於特定事物上，並消耗我們的心理和腦力資源，在這種情況下大腦持續運轉，清醒系統的活躍度自然也無法降低，就會導致睡眠品質不佳或難以入睡，就算已入睡，但由於大腦未能充分放鬆，可能也仍處於淺眠狀態。

我常開玩笑地說，2 個名人導致全球人類睡眠變差，一位是愛迪生，因為他讓電燈普及了，人類從此可以在夜晚繼續活動；另一位則是賈伯斯，因為智慧型手機實在太好用了，很多人睡前跟起床後第一個接觸的都是手機。

關於清醒系統，一位心理師好友曾以電風扇來比喻，我覺得很貼切：白天，大腦為了處理所有外界訊息與內在思考，就像是一臺葉片式電風扇全速地運轉著。等到晚上睡覺前我們想關閉它，按下開關，會發現電風扇的葉片並不會立刻停止運轉，而是逐漸放慢速度，直到完全靜止（圖 10）。大腦運作的方式也是如此，所以一直工作到了就寢時間，大腦即使疲憊也無法立刻切換為放鬆模式而入睡。我們的身心都需要逐漸從忙碌狀態中緩和下

圖 10　清醒系統運作示意圖

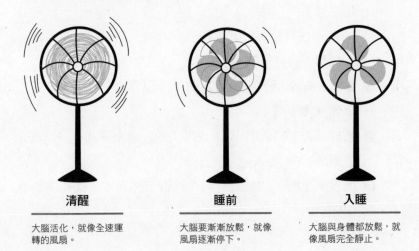

清醒	睡前	入睡
大腦活化，就像全速運轉的風扇。	大腦要漸漸放鬆，就像風扇逐漸停下。	大腦與身體都放鬆，就像風扇完全靜止。

來的時間，這也是睡前儀式的重要性所在。

　　繼續以電風扇來比喻，在它運轉了一整天後，雖然剛剛已經被關掉了開關，但我們摸摸電風扇的馬達，也會發現它仍然熱熱的。同樣的，我們的大腦和身體也需要時間來「散熱」。建立適當的睡前儀式，就是在讓你的大腦和身體逐漸放鬆、清醒系統逐步降低，而睡前行為對於第 1 個小時的睡眠狀態來說尤其重要。

　　不良的睡前行為包括：

❶ 你在睡前是否在床上從事與睡眠無關的活動？例如看電視、看書或滑手機。

❷ 你是否會擔心自己睡不著？長期失眠者常會產生這樣的焦慮想法。

❸ 你是否在睡前與家人或伴侶有不愉快的交流？這會讓心力耗損，難以放鬆。

❹ 你在睡前是否有足夠的時間讓自己放鬆，而不是一直忙碌到就寢時間？

❺ 睡前是否習慣使用 3C 產品？人造光會對睡眠有非常負面的影響。

❻ 躺在床上時，在你的腦海中是否仍然充滿了尚待解決的問題？

有一些成功人士常說，他會在睡覺前思考人生，或者是預先規劃好明天的事情，其實就睡眠而言，這並不是一個好習慣，因為你很有可能想著想著就愈想愈深、愈想愈焦慮，如此一來，大腦沒有辦法放鬆，也就不容易入睡。所以，請你檢視一下自己是否有這些不良的睡前習慣，如果有，就要試著逐步調整，以改善睡眠。

要再次提醒的是，睡前放鬆主要是為了讓清醒系統降低活躍度，但如果白天沒有適當的休息，日間的壓力和身體緊張可能會延續到夜晚，使你難以在短時間內放鬆。

有句名言：「每天喚醒我的不是鬧鐘，而是我的夢想。」聽起來雖然十分勵志，但那些從清晨開始就全力以赴追逐夢想的人，努力工作直至深夜，然後匆忙就寢，而此時身體卻仍處於持

續地興奮、緊張狀態，長期下來很可能導致工作倦怠、失眠或情緒問題。

所以，切勿認為勤奮不懈是最佳狀態。短期內這可能帶來良好的成果，但從長遠來看，每天適度的休息和恢復是不可少的。如此一來，你才能在人生馬拉松中跑完全程。畢竟，跑完全馬的重點並不在於前 5 公里，而是後面的 37 公里路程。

失眠的 3 大成因

在了解好眠的 3 大關鍵之後，相信大家已經更認識了人體對於睡覺和清醒的運作方式。我們之所以沒能一夜好眠，甚至是失眠，原因不外乎：

❶ **白天缺乏足夠的體力或是腦力消耗，使得睡眠驅力累積不足。**又或者是你白天小睡的時間太長，用掉了睡眠驅力，到了晚上不是難以入睡，就是睡不到幾個小時又會醒來了。

❷ **生理時鐘不穩定或不夠強健。**不規律的作息讓你在該睡覺的時候睡不著，不該睡的時候卻又很想睡。另外，缺乏照光與活動的上班族，以及待在家裡不太活動的長輩，雖然作息規律，但因為日夜的節律變化不明顯，以至於生理時鐘的調節不彰。

❸ **清醒系統太旺盛。**當我們偵測到壓力時，即便需要休息，大腦還處在高度戒備的狀態，因而壓抑了睡眠系統。

以上 3 個成因，其中一個失衡就會失去一夜好眠，2 個以上失衡且持續的話，就會有睡再久也無法恢復活力的感覺。不過這 3 個成因對應到的系統不同，調整策略也不一樣。

　　曾經有一位個案，原本睡眠狀況很好，但是因為父親離世，極度悲傷而影響了睡眠狀況。原本以為喪禮辦完以後，就會回到以前的睡眠狀態，但是卻都沒有改善。

　　於是他去看醫生、做心理諮商，專家給的建議都是他可能還有一些哀傷的歷程沒有走完，對爸爸還有一些心結，所以他也花了好長的時間，持續處理「父子關係」的課題，可是 10 年過去了，他的情緒不悲傷了，和爸爸之間的未盡事宜也處理完了，睡眠狀況卻還是沒有改善。直到他接受了一位受過「失眠認知行為」治療認證的心理師治療，睡眠狀況才開始好轉。為什麼會這樣呢？

　　在他父親剛過世時，喪禮時期的事情多、壓力大，有時候還要守夜，再加上心情也很難過，所以該睡的時候不能睡、睡不著，導致生理時鐘也亂掉了。後來父親的喪事處理完了，他回去上班，就開始擔心自己睡不夠，吃藥也無法發揮藥效，所以常常 8 點鐘就去躺在床上，努力想讓自己睡著，到了週末更是在床上躺上一天以「補眠」（圖 11）。

　　看到這邊，你應該知道他踩到好多個地雷了。

　　整天躺在床上讓他的睡眠驅力不足、週末補眠讓他的生理時鐘不穩定、在床上擔心睡不夠只會讓他的清醒系統更活躍。所以，錯誤的認知和錯誤的因應行為，才是他失眠了 10 年的真正

圖 11　**造成失眠的惡性循環**

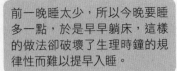

晚上沒睡好，想要利用白天補眠，但是補眠時間太長或是傍晚才小睡，到了晚上該睡覺的時間，就容易因為睡眠驅力太低而難以入睡。

前一晚睡太少，所以今晚要睡多一點，於是早早躺床，這樣的做法卻破壞了生理時鐘的規律性而難以提早入睡。

失眠

早早躺床卻難以入睡，於是在床上翻來覆去而徒增焦慮。

原因，一直去處理爸爸去世的議題，對於他的睡眠狀況根本就沒有顯著的幫助。

失眠的時間向度

　　針對長期失眠問題，會受到三個不同的因子所影響，這是由學者斯皮爾曼（Arthur Spielman）所提出的 3P model。在圖 12 中 X 軸指的是時間，Y 軸則是失眠的嚴重度。如果超過紅色警戒線，就表示出現了失眠的情形。

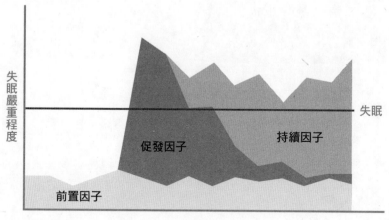

圖 12　**失眠成因 3P model**

3P model 中的第 1 個 P 是前置因子（Predisposing factor），指的是容易產生失眠的特質，這可能是生理上睡眠系統的特性（例如家族的睡眠結構本來就比較脆弱），或是一些心理和人格特質（例如有些人比較容易焦慮、高敏感、完美主義，或是控制慾比較重），這種個性的人平常就容易處在清醒系統激發的狀態。前置因子的確會讓人比較容易有失眠的問題，容易偶爾睡不好，但不見得會造成長期失眠。

第 2 個 P 是誘發因子（Precipitation factor），這是導致失眠開始發生的外在因素，最常見的就是壓力事件，像是人際衝突（失戀）、工作／課業壓力、喪親等，都會誘發很明顯的情緒，

這些情緒不一定是負向的，興奮的情緒也會有，例如準備要跟心儀的對象約會，所以前一晚興奮到睡不著，而這些情緒都會觸發清醒系統，讓你失眠。

誘發因子也可能是出國的時差、有小孩以後的半夜睡眠中斷等，這些外在因子透過生理時鐘來影響你的睡眠。誘發因子也可能是退休了沒事做，或是因為臥病在床，減少了白天的體力和腦力消耗，導致睡眠驅力不足。理論上，如果誘發失眠的原因不見了，例如專案交出去了，或是出差完回國了，照理說在壓力事件解除或適應以後，睡眠就應該要恢復才對。之所以沒能回復，常是因為對睡眠有錯誤的認知與行為，以至於在內部產生第 3 個 P——持續因子（perpetuating factor），讓睡眠陷入負向循環。

持續因子就是錯誤的睡眠習慣或想法，例如很多人晚上沒睡好，就會想要利用白天補眠，可是一旦補眠時間太長或是到了傍晚才開始小睡，結果到了晚上該就寢的時間，就容易因為睡眠驅力太低而難以入睡。又或者是有人認為自己前一晚睡太少，今晚要多睡一點於是提早就寢，結果卻因為生理時鐘的規律性，以至於早早躺床卻無法順利早睡，只能在床上翻來覆去而徒增焦慮。這些因為缺乏正確觀念而產生的錯誤行為，常是我們無法擁有好眠人生的主要原因。

了解好眠 3 大關鍵和失眠 3P 因子的概念以後，你也可以用睡眠 9 宮格來幫自己分析出影響一夜好眠的主因是什麼。

我們以先前提到的個案為範例（圖 13），他失眠的前置因子是完美主義、容易擔憂的特質，這一點讓他在職場的表現很好，

圖 13　分析影響高效睡眠主因的 9 宮格

	前置因子	誘發因子	持續因子
睡眠債務			8 點就提前躺床，造成躺床時間過長，睡眠不易扎實
生理時鐘		父親去世時，睡眠不規律	週末補眠，造成生理時鐘延後
清醒系統	完美主義、容易擔憂的特質	父親去世，心情低落、要處理的事情多倍感焦慮和壓力	對於失眠的擔憂，在床上翻來翻去形成焦慮連結，激發清醒系統

卻也讓他的清醒系統比較容易被激發。他的誘發因子就是父親去世的這個壓力事件，那時候的作息不規律讓他的生理時鐘混亂了，再加上心情低落、壓力大又焦慮，讓原本就易受激發的清醒系統一直在活躍狀態。

　　後來的持續因子可能包含了 8 點鐘就提前上床，造成躺床時間太長，導致睡眠驅力不夠；週末補眠以至於生理時鐘延後；對於失眠的擔憂形成焦慮連結，再次激發清醒系統。

　　生活難免遭遇壓力事件，暫時性失眠也是很正常的事，無須太過擔心。找到成因，對應正確的調整策略，就可以找回屬於你的一夜好眠。

【練習】睡眠 9 宮格

你可以拿一張紙，找出是哪個因素影響你的睡眠，並試著摘要看看。記住，不一定所有的格子都要填滿。

	前置因子	誘發因子	持續因子
睡眠債務			
生理時鐘			
清醒系統			

本章節參考資料
3P model 圖參考以下文獻重製：Spielman AJ, Caruso L, Glovinsky PB. A behavioral perspective on insomnia. Psychiatr Clin North Am 1987;10:541-553

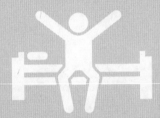

CHAPTER 5

睡好睡滿之必要——

睡覺最重要的事

在睡眠的過程中，不受環境和邏輯的規則束縛，使得我們的思考可以更加自由，
而這種「天馬行空」的思考方式有助於釋放潛藏的創意和靈感。

5-1 睡眠問題，帶來高風險性

　　大家都知道睡不好、睡不著很痛苦，但是對於失眠的危險性卻普遍認知不足。

　　我常比喻大腦就像一塊浮在水中的嫩豆腐，這裡所說的「水」其實就是腦脊髓液（cerebrospinal fluid）。白天，我們的大腦是塊平滑而沒有孔洞的「嫩豆腐」，因此水並不容易流到深處去清理垃圾。等到睡覺以後，大腦形成一個個細孔，變得就像是「凍豆腐」一樣，此時水就能藉由細孔流到大腦深處，把大腦的代謝物帶走。

　　換句話說，失眠並非小事，因為我們的睡覺時間正是大腦的清掃期，也是大腦恢復健康的重要時間。這時候也許會有人說，「髒沒關係，我不怕髒！」但大腦代謝物中有一種叫「β澱粉樣蛋白」（amyloid-β，Aβ），這個物質與阿茲海默症有高度相關，許多研究中已發現，阿茲海默症病人的大腦有非常多這種不正常的蛋白累積；也有不少臨床調查發現，睡眠品質不佳或是睡眠不足者，罹患阿茲海默症的風險會顯著較高。

睡眠問題降低解決力、創造力

　　睡眠問題除了提高罹患阿茲海默症的風險性之外，也會降低我們的問題解決力與創造力，這種狀況就是「腸枯思竭」。像是

怎麼想都想不出一個解決方法、要創作卻沒有靈感……就算枯坐在桌子前面抓頭、咬筆好幾個小時，也想不出個所以然來。

這時候我們可以怎麼做呢？我的建議是，那就去睡一覺吧！搞不好可以夢到關鍵的解決辦法。

這可不是我自己在瞎說，歷史上有不少名人事蹟都支持這個說法。1869 年 2 月 17 號，俄國的化學家門得列夫（Dmitri Mendeleev）百思不解一個重要議題，經過連續 3 天 3 夜沒睡覺的苦思之後，他受不了了，只好去睡覺。沒想到，睡著了以後，他做了個夢，夢中有一個表格，把一個個元素排列有序地掉落於其中。他醒過來之後立刻寫在紙上，這就是讓所有學過化學的人都非常苦惱的元素週期表。

知名的小提琴作曲家塔替尼（Giuseppe Tartini）也曾說過，有一次他夢到一個小惡魔，坐在他的床尾拉曲子，曲子宛如天籟，好聽到在真實世界不可能存在。於是他一醒來，也是立刻用紙筆記下夢中所聽到的曲調，這就是非常知名的小提琴奏鳴曲《魔鬼的顫音》（Devil's Trill）。

2009 年，Google 共同創辦人佩吉（Larry Page）在密西根大學的開學典禮致詞中提到，他 23 歲時，有天半夜突然從夢中醒來，想到如果可以把整個網路下載，並且維持各個網路之間的聯結，會怎麼樣呢？於是他連忙起身，立刻拿起筆來，寫了將近半小時，把這樣的想法完整寫下來，而這就是現代人人皆離不開的 Google 雛型。

睡眠、夢境與學習能力的關聯研究

上述名人軼事說明夢境可以啟發靈感，但科學可以證實這件事嗎？確實可以。一項有關於 3D 虛擬迷宮的學習實驗，邀請約 100 人參加，由於任務相當有挑戰性，多數人在初次嘗試時都沒有表現得很好。在經過練習後，研究人員將參與者分為兩組：

❶ 睡眠組：允許他們睡 90 分鐘，但在這段時間中，他們會被叫醒，並被問到是否有做夢，以及夢的內容是什麼，之後再回去繼續睡。

❷ 清醒組：這組人在整個 90 分鐘期間，都必須保持清醒。

研究結果發現：睡眠組在睡了 90 分鐘之後，重新進行迷宮任務時，表現比清醒組好很多，不僅是走迷宮的速度更快，更驚人的是，即使同樣都是睡眠組，有夢到與迷宮相關元素的參與者，解題速度比起沒有夢到相關內容者還快上 10 倍。除此之外，其他研究也指出，睡眠和夢境對於其他類型的解謎任務，也有顯著的幫助。

這項研究突顯了睡眠對於學習和記憶的重要性，以及夢境在睡眠過程中可能扮演重新整理和加強記憶的角色，並整合和處理我們醒著時所接收到的資訊，進而增強了學習效果。此外，由於在睡眠的過程中，不受環境和邏輯的規則束縛，使得我們的思考可以更加自由，而這種「天馬行空」的思考方式有助於釋放潛藏的創意和靈感，進而突破困境或找到新的解決方案。

因此，一個好睡眠可能會比長時間思考，更能產生出色的解決方案或新點子。

　　除了作夢有助於得到靈感以外，其實剛入睡的半夢半醒之間，也有類似的效果。據說，當愛迪生面臨創意瓶頸時，他會坐在椅子上，手握一個鐵球，在他逐漸入睡、手部放鬆，以至於鐵球掉落，從而把自己喚醒。這種突如其來的「覺醒」，往往能讓他對之前難以解決的問題，產生新的見解。

　　而研究發現，這方法是真的有效！

　　在一項實驗中，邀請 103 位參與者嘗試解答一道難以看出規則的數字序列謎題，多數人起初都束手無策。於是他們模仿愛迪生，坐著、手中握著物品稍事休息，當手中物品落下且參與者因此被喚醒時，描述覺醒當下的感覺或所夢見的內容，然後再挑戰該謎題。令人吃驚的發現是，在短暫休息時進入淺層睡眠，參與者醒來後能成功解出謎題的比率高達 83%，而完全未入睡的解答率只有 30%，兩者差距幾近 3 倍。但如果休息太久並進入較深的睡眠階段，解題的成功率便會降至 14%。

　　所以，當你遇到難以解決的問題，不妨試著打個短短 1 分鐘的瞌睡，有時可能足以助你突破瓶頸，省去了你百思不得其解的煩惱喔。從腦科學研究中我們可以知道，好睡眠可以造就好靈感，真的可說是睡得好、沒煩惱了。

睡眠問題對於經濟、職災的危害

睡眠除了對個體有所影響以外，對於整體的經濟環境影響也很大，怎麼說呢？根據 2016 年的藍德智庫（RAND）報告，缺乏睡眠不僅對個體健康有害，也會造成巨大的經濟損失。例如美國因民眾睡眠不足造成的經濟損失高達 4 千多億美元，約佔其國內生產總值（GDP）的 2.28%。日本的情況更為嚴重，睡眠不足所導致的經濟損失佔其 GDP 的 2.92%，約為 1 千 4 百億美元。

就企業的角度來看，員工的睡眠品質對公司獲利也有直接影響。根據美國國家安全委員會的數據，一名常覺疲勞的員工每年可能使公司損失約 3 萬 5 千元到 9 萬元臺幣。假設一家擁有 100 名員工的公司，其中大部分睡眠不足，該公司一年可能會因此損失高達 560 萬元臺幣。其中，生產力的損失更是高達 350 萬臺幣。上述數據顯示確保員工有充足的休息和睡眠，對於企業和國家的經濟是至關重要的。

2009 年有一項研究發現，在日光節約時間開始的第 1 天，人們平均少睡了 40 分鐘，雖然他們自認工作如常，但實際上工作事故的發生率卻較其他日顯著增加。另一項研究在《美國經濟評論》上指出，那一天全球主要股市表現明顯不如其他天，很可能是由於睡眠不足和生理時鐘改變所帶來的判斷力下降、反應遲鈍和情緒失控。企業在預防職災這方面，除了關注工作流程和工時管理以外，員工的睡眠時間和品質也是不可忽視的重要因素。

2004 年至 2008 年，一項超過 17 萬人的大型調查顯示，當工時超出標準時數（31 到 40 小時／週）後，職災風險明顯增加。其中睡眠時間更是關鍵，每天僅睡眠 5 小時或更少的工作者，與睡眠 7 到 8 小時的人相比，職災風險高出 2.65 倍之多。另外，一項日本研究也發現，長時間工作和睡眠品質差都與職災風險增加有關，雖然長工時對於不同職業的影響各異，但睡眠品質差的影響卻是普遍存在，沒有職業類型的限制。

這些發現揭示了一個重要的事實：要真正減少職災風險，僅僅關注「工時」是不夠的，還必須考慮到「睡眠品質」這個要素。睡眠品質差的主要表現是增加疲勞和降低專注力，疲勞的員工容易犯錯，自然提高了事故風險。在美國，近 13% 的公共安全事故都與睡眠不足有關，而根據 2020 年的研究，疲勞員工面臨的職業事故風險是正常員工的 2.5 倍。這意味著，企業不僅要確保員工的工作安全，也要關注他們的睡眠狀態，以維護整體的工作效率和安全。

企業開始關注員工的睡眠健康

工作倦怠（burn-out）是另一個日益受到關注的議題，當世界衛生組織（WHO）將其列入國際疾病分類編碼（ICD）時，它已被正式認為是影響健康的一個重要因素。傳統上，企業為了減少員工工作倦怠，會專注於調整工時、改善工作環境或提供壓力管理訓練等措施，但近年來的研究卻揭示了睡眠的重要性。睡

眠不僅僅是休息和恢復的方式，也反映了我們的身心健康狀態。

　　一份研究先針對 388 個工作人員，關於工作壓力、睡眠、情緒、健康等的調查，在 2 年期間有 15 名參與者被確定有工作倦怠。透過這些人的資料去分析後發現：睡眠不足（每天睡少於 6 小時）是發展出工作倦怠的重要因素。

　　另一份研究發現，雖然工作倦怠者的睡眠時間可能與正常工作者相似，但其睡眠品質卻明顯降低，包括難以入睡、夜間醒來、早上醒得太早或感覺睡眠不足等問題。這意味著當我們討論工作倦怠時，不能僅止於關注工作壓力或外在環境，還必須關注員工的睡眠狀況，甚至藉此發現員工可能存在其他更深層次的身心健康問題。

　　不少國際企業已經開始意識到了這一點，並開始採取措施。

　　2014 年，安泰保險（Aetna）的執行長貝托利尼（Mark T. Bertolini）啟動了一項專門針對員工睡眠的大型計劃，推出了與瑜伽、正念和放鬆技巧相關的教育訓練課程。甚至為了讓員工更注重自己的睡眠，公司還提供了獎金獎勵：員工只要連續 20 天、每晚睡超過 7 小時，就能獲得最多 300 美元的獎金！這一措施帶來了明顯的效果。隔年（2015）根據《紐約時報》的報導，安泰保險的員工壓力下降了 28%，睡眠品質增加了 20%，疼痛減少了 19%，工作效能也得以提升。

　　日本樂天集團也看到了睡眠的重要性。2020 年，他們進行了一系列的睡眠講座、工作坊和個別諮詢，不僅有助於提高員工的工作效率，並為公司帶來每人年均 12 萬日圓的增益。這些企

業都注意到——員工的身心健康直接影響到他們的工作績效,而睡眠無疑是身心健康的核心要素。因此,當企業投資於員工的睡眠健康時,不僅可以增強生產力,還能加強員工的忠誠度。

睡眠問題影響主管的情商、領導力

睡眠健康不僅關乎員工的生產力,也與當主管的領導力息息相關。由於職場環境有太多的不確定性和變數,導致許多主管的脾氣起伏不定,也使得團隊工作氛圍如同初一和十五的月亮一般,變化無常。

高情商(EQ)在領導學中很重要,也是許多企業內部培訓主管的核心課題之一,但許多人未曾察覺,只要一個晚上的睡眠不足,就會對第二天的情商產生巨大影響。

首先,睡眠不足或睡眠品質不佳會使得主管快速地消耗精力,自我控制力下降。其次,當自我控制力變差時,主管的情緒穩定性和忍耐度也會受到影響,這可能會導致他們對部屬的指導失去公正性。最後,當部屬感覺被不公平對待時,他們的工作熱情和效率都會受到影響。

有項研究是想了解上述情況是否真的成立,研究人員邀請了一群主管,讓他們連續兩週的工作日都填寫睡眠日誌,包含就寢/起床時間、多久入睡、睡眠品質、睡眠中斷等資料,每天也要透過量表評估自己的精力情況。

同時間,研究人員也邀請部屬記錄該主管是否有不當督導的

行為，以及自己對工作投入的情況。當然，部屬的紀錄都是匿名的，否則就沒人敢如實填寫了。研究結果顯示，主管的精力和情緒狀況的確受到睡眠品質的影響，這也間接地影響了他們的指導效果以及部屬的工作效率。

不只是情商，睡眠對於領導力也有著全面性的影響。知名管理顧問公司麥肯錫在 2015 年發布一份研究報告，針對全球 81 個大型企業、18 萬 9 千人的調查發現，傑出領導人高度掌握了以下 4 個面向：引領方向、問題解決、多元觀點和支持成員。

這 4 個面向都需要強大的認知能力，例如注意力、創造力和決策力。已有許多睡眠相關研究發現，無論是注意力、創造力或決策力，都與睡眠品質的好壞有關，所以只有在領導人睡好睡飽的情況下，才能展現最佳領導力，帶領團隊達到更好的生產力。

我常到企業與機構去進行睡眠講座，幾次下來有個奇妙的發現，常有睡眠問題的主管，多半都是認真勤奮的人。因為對工作的高度投入讓他升任主管，但也因為持續努力工作，未能掌握動靜之間的平衡，而出現睡眠問題。其實，無論你身處任何職位，都應該認識到睡眠的重要性，並學會正確地休息。只有這樣，才能在工作中發揮最大的潛能，甚至帶領團隊取得更好的成績。

本章節參考資料

1. http://dx.doi.org/10.5465/amj.2013.1063
2. Long working hours, sleep-related problems, and near-misses/injuries in industrial settings using a nationally representative sample of workers in Japan. PLOS ONE. 14. e0219657. 10.1371/journal.pone.0219657.
3. Barnes, C. M., & Wagner, D. T. (2009). Changing to daylight saving time cuts into sleep and increases workplace injuries. Journal of Applied Psychology, 94, 1305-1317.
4. https://www.rti.org.tw/news/view/id/2022102
5. Insufficient sleep predicts clinical burnout. Journal of Occupational Health Psychology, 17(2), 175-183.
6. Sleep and biological parameters in professional burnout: A psychophysiological characterization. PLoS One. 2018; 13(1): e0190607.
7. Hoeksema-van Orden, C. Y. D., Gaillard, A. W. K., & Buunk, B. P. (1998). Social loafing under fatigue. Journal of Personality and Social Psychology, 75(5), 1179–1190.
8. Lombardi, David & Folkard, Simon & Willetts, Joanna & Smith, Gordon. (2010). Daily sleep, weekly working hours, and risk of work-related injury: US National Health Interview Survey (2004–2008). Chronobiology international. 27. 1013-30.
9. https://sleepeducation.org/healthy-sleep/bedtime-calculator/
10. Gharibi, V., Mokarami, H., Cousins, R., Jahangiri, M., & Eskandari, D. (2020). Excessive Daytime Sleepiness and Safety Performance: Comparing Proactive and Reactive Approaches. The international journal of occupational and environmental medicine, 11(2), 95–107. https://doi.org/10.34172/ijoem.2020.1872
11. https://zh.cn.nikkei.com/industry/scienceatechnology/48392-2022-04-28-05-00-34.html

5-2 怎麼睡，才能有好的深層睡眠？

「嘿！終於熬到今天禮拜五了，下班後大家一起去吃飯、唱歌放鬆一下啊，反正明天不用上班。」

「難得明天週末不用早起，晚上終於有自己的時間可以看個電影了。」

「這個週末我要睡到天荒地老，誰也不准吵我！」

上述的對話與想法想必大家都很熟悉，現代人因為工作或課業壓力，週間常處於睡眠不足的狀態。雖然總是拖過 12 點才上床睡覺、卻要早早起床以應付上班、上課。

好不容易捱到週五下午，整個人就換了個心境，除了希望利用週末時間玩樂放鬆一下以外，也有很多人覺得反正有兩天不用上班，可以好好地睡，把週間不足的睡眠量給補回來。這樣的做法很普遍，聽來也挺合理的，不過近幾年的研究卻發現，週末補眠可能會帶來一些不好的後遺症，為什麼會這樣呢？

前面談到生理時鐘時，我們提過一個概念就是「社交時差」。

社交時差的意思是，工作日與休息日的睡眠作息有太大的差異，像是搭飛機進行了一趟洲際旅行，需要穿越多個時區，於是我們抵達目的地後，就很容易會有時差（jet-lag）的問題，這主要是因為身體各個組織的運作節奏不同步，以至於無法以最穩定的方式來發揮，導致我們的注意力不集中、失眠／睏睡、情緒不

圖14　**社交時差**

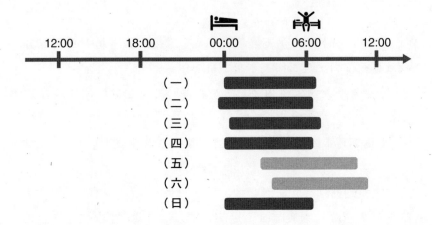

佳、腸胃不適等狀況發生。

　　週末補眠的情況就類似這樣，當我們在週間早起，而週末卻晚睡晚起，生理時鐘就會經歷一種類似於「時區轉換」的調整，這就是所謂的「社交時差」（圖14）。症狀嚴重的話，就很像身體每個禮拜都要經歷一次時差問題，長期下來會對我們的健康產生負面影響。

　　2013 的一項調查研究就發現：社交時差與肥胖、心血管疾病等因素有關。換句話說，週末補眠愈嚴重的人，相較之下肥胖與罹患心血管疾病的情況就較嚴重。2017 年的研究也指出，社交時差每差距 1 小時，罹患心血管疾病的風險就會增加 11%。

198　／　好好休息：心不累、身體不疲憊、大腦不報廢的好眠人生實踐法

所以，週末補眠的方式，看似可以解決週間睡眠不足的狀況，但實則又造成了另一個生理時鐘混亂的問題，可說是「挖東牆補西牆」。長期下來，不僅無法解決睡眠問題，甚至還造成了健康問題。因此，建議盡可能地增加週間的睡眠時數，即使睡眠不足，也要盡量減少一些不必要的清醒時間，像是避免睡前滑手機這類的行為。

把握機會在中午小睡 20 分鐘，也對恢復精力很有幫助。此外，週末和週間的作息也不要差異太大，以起床時間來說，差異以 2 小時內為限。比如週間大約都是早上 6 點半起床，那麼週末的起床時間就別晚於 8 點半。

達文西短睡法有效嗎？

老實說，根據現代人的生活步調，要在週間睡好睡滿並不容易。很多人覺得一天 24 小時根本不夠用，睡覺好浪費時間。傳說中，達文西（Leonardo da Vinci）每 4 個小時只睡 20 分鐘，這樣等於一天只睡 2 個小時左右，其他時間就拿來創作，而且還精力十足，這真的可以做到嗎？實際上目前未發現證據支持達文西是不是採用這種短睡法，但如果是以他的年代（西元 1452 到 1519 年）來看，晚上不睡覺就要點著蠟燭創作，其實是一件很傷眼力的事。

單就達文西這種睡眠法來看，屬於一種多相睡眠（polyphasic sleep），也就是在一天當中，分成很多次睡覺的意思，而一般人

晚上一次睡滿 8 小時，就屬於單相睡眠。關於多相睡眠，過去確實也有一些研究者支持，相當知名的史丹皮（Claudio Stampi）博士曾在自己的著作寫到，多相睡眠有許多好處：

❶ **提高睡眠效率，讓睡眠品質變好。**分散的睡眠可以讓人快速進入深層睡眠與快速動眼睡眠階段，這 2 個睡眠階段是相對比較重要的，這麼做就不用浪費很多時間在淺層睡眠裡。

這種說法確實是有所本的，因為生物的睡眠的確會有回彈現象。在睡眠不足的情況下，人體為了要補足深層睡眠與快速動眼睡眠階段，確實會減少淺層睡眠，反而會讓深層睡眠較早出現。

❷ **多相睡眠可減少每天所需睡眠時間，進而提高生產力和工作效率。**減少睡眠時間可為工作和生活帶來更多選擇，看起來是合理的，但前提是清醒時的注意力、決策力和情緒等都要是穩定的才行。

❸ **多相睡眠更符合人類演化。**新生兒跟一些動物也會有多相睡眠的模式，因此支持者認為這是人類遺留的天性，符合人類的演化模式。

理論上，多相睡眠有專家支持，但實際上真有人做到嗎？還真的有。史丹皮博士利用自己對多相睡眠的知識，協助駕駛單人帆船環繞地球一週的女將愛倫・麥克阿瑟（Ellen MacArthur）睡得很少，還可以維持一定程度的專注。她參加的是 2000 年凡德

單人帆船環球賽（Vendee Globe single-handed yacht race），規則是參賽者必須獨自駕駛單人帆船，在不間斷、無後援的情況下繞行地球一週。

這趟穿越大西洋、印度洋跟太平洋的航程，總長約 4 萬公里。在只有單人航行的情況下，參賽者勢必無法擁有一段長睡眠，因為一不注意船就偏離航線，甚至有可能會撞上冰山或其他障礙物，也因此睡眠可說是這個比賽中最大的挑戰。

透過史丹皮博士的協助，愛倫在航程中每天大概只睡 5 個半小時，但從未一次睡完，而是分成好幾次短暫的小睡，一次睡眠平均為 36 分鐘。在 94 天的航程中，愛倫一共小睡了 891 次，一天睡上 8、9 次。最後，她在該場賽事中獲得第 2 名，也是女性參賽者的第 1 名。而後在 2005 年，她更進一步地打破了單人環球航行的世界紀錄，僅用了 71 天 14 小時 18 分 33 秒就完賽了，比前一手紀錄提前了超過 1 天。

哇，這樣看來達文西短睡法真的可行囉？！不，就長期而言，有更多的睡眠專家認為這種方法並不可行。2021 年一篇研究以回顧相關研究作為系統性評估的方式，結果並沒有發現任何證據能支持多相睡眠可以帶來好處的說法，相反的，還可能產生包括睡眠不足、生理時鐘混亂、快速動眼期睡眠減少、情緒調節惡化、認知功能受損、健康風險增加等壞處。目前多數睡眠科學家的共識為，多相睡眠與既有的科學證據不符，並不建議人們採取這種睡眠模式，因為可能會對白天表現、心情跟健康有重大而不利的影響。

如果達文西短睡法不可行，歷史上還有拿破崙啊！相傳他每天只需要短短 4 小時的睡眠，就能讓腦筋轉得跟鐘錶一樣準確，處理一堆國家大事，還帶領法國成為當時的歐陸霸主呢。

　　根據歷史記載，這世界上確實有不少短眠菁英，可以每天只睡 4 到 5 個小時，但是活力和體力卻一點也不輸給一般人。這又是怎麼一回事呢？2009 年加州大學舊金山分校教授傅嫈惠領導的團隊，首度發現「短眠基因」的存在。一開始，研究人員發現有少數人的睡眠時間，只有一般人的一半左右，一天只需要睡 4、5 小時，長期卻沒有因此出現任何負面影響。於是，研究團隊就開始針對這些人的家族基因進行分析，後續也在老鼠身上透過基因變異來加以驗證。結果發現不管是人類或老鼠，在 NPSR、1DEC2、ADRB1 等基因變異的情況下，都會展現出睡得比較少、認知功能也不會受損的情況。此外，這些突變的基因也可能與一些正向人格特質相關，例如積極、外向、樂觀等。看來擁有這種基因的人真的就是菁英啊！可以睡得少又很積極樂觀。

　　只不過，擁有這類基因變異的人很少，科學家還需要更多的研究來了解。如果你是那種從小就很明顯地睡很少，還能長得頭好壯壯，再加上家族中確實有很多親戚一直都睡得很少的話，那麼你很有可能就具有這種短眠基因。但如果不是的話，目前要成為這種短眠菁英的方法只有一個，那就是重新投胎。所以建議一般人，還是好好睡上 7 到 8 小時，享受美好的睡眠比較實在。

怎麼睡才能擁有深層睡眠？

我分享法國哲學家伏爾泰的一句話，提醒大家睡眠的美好：「因為世間有種種煩惱，所以上帝賦予我們希望與睡眠來作為補償。」

不過，作為一個基因沒有變異的大多數「普通人」，要怎麼睡才能擁有好的深層睡眠呢？ 2019 年一篇發表在《科學》期刊上的研究解開了這個疑惑。研究者在人類睡眠狀態下監控腦波、血流，以及腦脊髓液的活動情況。結果發現，當睡眠中的腦波是呈現慢波（slow wave）的活動時，血液的流量就會開始降低，緊接著就會有大量的腦脊髓液湧入。也就是說「洗腦」這件事是發生在慢波睡眠當中的。

如果我們在入睡後，安穩地出現慢波睡眠，大腦就可以自己好好地洗澡，把代謝物洗得清潔溜溜；相反的，如果我們缺乏慢波睡眠，那麼洗腦的工作就無法執行，腦內垃圾沒清乾淨，日積月累就會影響大腦的健康。

慢波睡眠也就是深層睡眠，一向被認為是睡眠品質的指標。

如果你覺得自己有睡但睡不好，睡眠品質不佳的話，很有可能就是因為深層睡眠不足。此外，睡眠呼吸中止患者也會因為在睡眠中呼吸不順暢而有許多短暫醒覺（arousal），通常他們的睡眠都很淺，慢波睡眠也會減少，嚴重的甚至會接近到沒有。

還有，睡眠常被打斷的族群，例如需要整晚值班的醫事、軍警消防人員，也可能因為頻繁的睡眠中斷而使得慢波睡眠不完整。最後就是輪班工作者，由於生理時鐘的影響，輪班工作者的睡眠品質通常不好，這也可能源自於慢波睡眠的不穩定與減少。

　　上面敘述是關於慢波睡眠的「量」，也就是我們在睡眠中，需要有足夠的慢波睡眠才行。

　　此外，慢波睡眠的「質」也對洗腦的功效有影響。2019 年一個研究團隊以老鼠實驗的方式，比較了不同麻醉方式對於清除大腦廢物的效率差異，結果發現用 K／X（ketamine 混合 xylazine）的麻醉方式是最有效的，而且清除效率與腦波強度有關，慢波愈強，清除效率愈佳。

　　從這個研究可以進一步推論：即使同樣都有 30 分鐘的慢波睡眠，但如果慢波睡眠的「質」愈好，清除大腦廢棄物的效果也愈好，因此深層睡眠對於維護大腦健康是非常重要的。

　　但要怎麼樣才能增強慢波睡眠的質與量呢？到目前為止，最有共識的方法只有一個，那就是運動（正念練習或許是另一個，但目前還需要更多的研究累積共識）。有運動習慣的人，相對的會有比較穩定的慢波睡眠時間，同時慢波的強度也會較高。

　　運動可以提升睡眠的質與量，也可以減少失智症的風險、減緩認知功能的衰退。因此，別再捨本逐末地想要買什麼奇怪的東西擺床頭，或是買一大堆的保健食品來助眠了，在腦科學研究上已經累積足夠的資訊，證明了想要助眠？多運動才是王道。

【小提醒】多項睡眠的好處

1. 提高睡眠效率，讓睡眠品質變好。

2. 多相睡眠可減少每天所需要的睡眠時間，進而提高生產力和工作效率。

3. 多相睡眠更符合人類演化。

本章節參考資料

1. https://www.ncbi.nlm.nih.gov/pubmed/22578422
2. https://www.eurekalert.org/pub_releases/2017-06/aaos-sjl060117.php
3. .Fultz, N. E., Bonmassar, G., Setsompop, K., Stickgold, R. A., Rosen, B. R., Polimeni, J. R., & Lewis, L. D. (2019). Coupled electrophysiological, hemodynamic, and cerebrospinal fluid oscillations in human sleep. Science, 366(6465), 628-631.
4. Hablitz, L. M., Vinitsky, H. S., Sun, Q., Stæger, F. F., Sigurdsson, B., Mortensen, K. N., ... & Nedergaard, M. (2019). Increased glymphatic influx is correlated with high EEG delta power and low heart rate in mice under anesthesia. Science advances, 5(2), eaav5447.

5-3 常見的 5 大睡眠迷思

美美抱怨最近不好入睡，閨蜜小敏貢獻自己的好睡祕方。

「睡前喝一杯牛奶會有幫助，你可以試試。」小敏說。

「欸，喝牛奶助眠要喝多少啊？」美美積極地準備嘗試。

「我也不知道耶，網路文章都這樣寫，我喝了以後覺得好像有幫助。不然你吃香蕉看看，也是有人說香蕉對睡眠有幫助。」小敏回答。

「可是，如果喝了牛奶卻沒有效果，那到底是因為吃不夠，還是這個方法根本沒效啊？」美美滿臉疑惑地說。

迷思 1｜牛奶真的能助眠嗎？

我問過很多人，喝什麼東西可以幫助入睡，10 個裡頭有 7 個會說「牛奶」，另外 3 個會說「酒」。為什麼喝牛奶可以幫助睡眠呢？在網路上查到的資訊，大概有百分之九十九都會跟你說，「牛奶裡頭有色胺酸，而色胺酸是人體製造血清素跟褪黑激素的原料，血清素可以讓人心情愉悅、褪黑激素有助於睡眠，所以多喝牛奶有助於睡眠。」

以上這段話聽起來很合邏輯，但是牛奶真的能助眠嗎？

在此，我們先不討論生理機制，就從一些簡單的邏輯來思考看看。

如果牛奶真的有助於睡眠的話，很多人早餐都會喝牛奶，那

麼白天喝完牛奶後，為什麼不會讓人想睡呢？而且牛奶還有非常多的相關乳製品，像是奶茶、蛋糕，為什麼這些包含牛奶的食物，大家吃了以後，也不會特別想睡覺？除了牛奶以外，其他食物也是同樣道理。如果想要知道它的助眠效果，不妨比較看看在白天吃的話是否會想睡。

另一方面，凡是吃下去的東西，到大腦要產生效果，一定要考慮劑量因素。

根據過去的學術研究，要幫助睡眠，大約需要攝取 1 克的色胺酸。我查詢了臺灣的食品營養成份資料庫，發現每 100 克全脂鮮乳中，僅含有 5mg 的色胺酸。

經過簡單的數學運算，如果要達到 1 克色胺酸的攝取量，你必須喝下 20 公升的牛奶。看來這樣的劑量顯然是不切實際的，也幾乎沒有人可以在睡前達成。那麼，我們是否可以下結論，牛奶並無助於睡眠呢？

其實不然，牛奶對睡眠的確有正面的效益，但這並不是指睡前「抱佛腳」，喝上一杯牛奶就能馬上入眠，而是說有研究顯示，在日常飲食中，經常攝取牛奶或其他乳製品（如乳酪等），對於提高睡眠品質是有益的。總的來說，要促進更好的睡眠品質，持續的健康飲食習慣，遠比暫時的方法更為重要。

小美睡不好的情況持續了許久，驚動主管凱莉來關心，

在知道她有睡眠困擾之後，凱莉立刻以過來人的經驗分享：「我之前也是跟妳一樣，認真工作起來就都很難睡。因此，我開始在睡前喝點紅酒，果然很快就睡著了，而且腦袋不會想太多，你可以試試看睡前喝點酒。」

「請問喝酒要喝多少，才有助於睡眠呢？」小美問。

「我現在都喝一杯威士忌就很好睡了，不過你應該不需要喝這麼多。以前我剛開始喝一杯紅酒就有效了，你先喝一杯紅酒試試吧。」凱莉說。

小美聽了很開心，決定下班後就去買瓶紅酒回家試試。

迷思 2 ｜ 睡前喝酒有助於放鬆好入睡嗎？

我們常常看到一些酒類廣告，畫面通常是一個穿著得體的男士，在夜裡拿著一杯酒，望著窗外的美麗夜景。工作應酬時，席間也聽過不少企業高階主管說，晚上睡前都要喝點酒，才能放鬆好眠。除了上述喝酒可以助眠的情境外，我自己倒是聽過不少「續集」，也就是企業主管的助眠酒愈喝愈多，接著提高酒精濃度，然後逐漸出現酒精耐受性與依賴性的問題。

酒精，特別是在適量時，確實有短暫的鎮定效果。因為它是一種中樞神經抑制劑，能夠讓人暫時從忙碌的工作和壓力中抽離，感到放鬆並更容易入眠。從這個角度來看，酒精似乎能助眠。但這只是表面上的效果。當酒精開始在身體內代謝，實際上會影響我們的睡眠模式，特別是在對休息和恢復至關重要的快速

眼動階段（REM）。

因此，喝酒雖然一開始可能讓你感覺容易入睡，但酒精會破壞你的睡眠品質，尤其在夜晚的後半段。這樣的睡眠並不深沉，也不足以讓你真正恢復體力。

此外，酒精還會帶來其他問題。它的利尿作用可能會讓你在夜間醒來上廁所，打斷了你的睡眠。大量飲酒還可能導致宿醉、頭痛、噁心和其他不適，這些副作用都會影響到第二天的效率和工作表現。考慮到這些影響，睡前喝助眠酒真的還是一個好選擇嗎？建議尋找其他的方式來改善睡眠，而非依賴酒精。如果你已經有了睡前飲酒的習慣，有幾點需要特別注意：

❶ **助眠酒量的增加**：如果你發現自己需要愈來愈多的酒才能入眠，這很可能就是一個警訊，意味著你正在形成對酒精的依賴。

❷ **睡眠中斷和淺度睡眠**：若發現自己經常在夜間醒來，或者睡眠變得很淺，這是酒精影響你睡眠品質的明確跡象。

總之，酒精短時間內會帶來某種程度的放鬆，但從長遠來看並非一個促進健康睡眠的好選擇。為了健康和工作效能著想，建議尋找不致成癮的方式來改善睡眠質量。

安娜最近總是睡不好，總是在床上翻來覆去，不知要繼續躺床還是起來比較好。

好友小英聽了就說，「你就繼續躺著就好，反正躺著也是在休息。而且搞不好躺著、躺著就睡著了。」

安娜感覺有道理，之後幾天都這樣持續躺著，卻發現自己愈來愈難以入睡了……

迷思 3 ｜床上躺久了，總會睡著

我曾讀過一本探討睡眠的書籍，其中提到一句話：「只要躺著，即使什麼也不做，那也等同於休息。」初次閱讀時，覺得這似乎是一個合理的觀點，但深入研究之後，我發現這種觀念很可能是不正確的，甚至會對那些努力改善睡眠的人造成更多困擾。

想想看，你是否曾經遇到過這種情況：在客廳沙發上，不知不覺地輕鬆入睡，但當移到自己的臥室，躺在床上時，卻發現自己完全無法入睡。這是為什麼呢？

原因可能在於，我們與床之間建立起的一種「錯誤連結」。

許多長期失眠者躺在床上，就像是一條被煎炒的魚，在深夜裡不停地翻滾。他們會在心中重複地告訴自己：「再試一下，再躺一會兒，我應該就能睡著了。」當這種焦慮和不安的情況重複發生，我們的大腦和身體會開始將「床」與「無法入睡」的情境連結起來，導致每當我們躺下時，身體和心靈都自動進入緊張和焦慮的狀態，進一步加劇了失眠的問題。

所以，如果你在沙發上容易入睡，躺在床上卻經常失眠，這

可能就是原因：因為沙發並沒有帶給你那種焦慮和緊張的情感連結，而床有。

　　很多人會心存懷疑，也不覺得自己跟床有建立起錯誤連結。其實人們跟環境之間的連結多半是不自覺的自動化反應。舉個例子，大家應該都經歷過在回家路上隱約感到有尿意這件事吧？原本都覺得可以忍到家再上，沒想到才剛看到家門口，尿意就拔山倒樹地襲來，瞬間變成完全憋不住的情況。其中一個原因就是，當環境轉換成家裡時，身體會不自主地開始放鬆，以至於憋尿感會有如此巨大的變化。

　　從這個例子就可以知道，環境與身體之間的關係建立，不是直接受到意識控管的，而是長時間下來的行為與感受的累積。那麼，我們應該如何打破這種錯誤連結呢？如果你發現自己躺在床上超過 20 分鐘還是無法入睡，最好起身離開床，進行一些輕鬆的靜態活動，例如閱讀或聽音樂，直到感覺疲憊，再回到床上嘗試入睡。這樣就可以幫助打破大腦和身體與床之間的負面連結。

　　對於那些努力克服失眠的人來說，打破負面連結需要時間和耐心，但正確的方法和策略將確保你最終能夠享受到美好的睡眠。最後要提醒的是，光是躺著並非休息，真正的休息需要把身體和心靈放鬆，才能進入一個深沉、有質量的睡眠狀態。

　　最後還有 2 個常常聽見的睡眠迷思，雖然前面的章節多少都有提過，但在這裡還是再次統合正確的睡眠觀。預防有睡眠問題的讀者觀念錯、行為錯，然後步步錯下去，最後演變為長期的失眠問題。

迷思 4 ｜「生前何必多睡，死後自會長眠。」這句話對嗎？

我們常常聽到這句話，似乎在鼓勵著我們珍惜時間、努力工作，但真的是這樣嗎？其實，現代醫學研究證明，長時間的疲勞和睡眠不足，對身體健康的損害是不可逆的。

研究顯示，睡眠不足與各種健康問題相關，例如睡不夠會提高全因死亡率，這意味著無論是因疾病還是意外造成的死亡，風險都會增加。另外，心血管疾病，如高血壓和心臟病的風險也會上升。這還不包括一系列的代謝症候群，例如肥胖和糖尿病等。這些後設分析研究提供了強而有力的證據，證明睡眠的重要性不容忽視。

再從經濟的角度來看，即使努力工作，賺了大量的金錢，但如果你的健康受損，那麼這些錢可能會用在醫療上，還不見得可以買回健全的身心，這樣真的值得嗎？對大多數成年人來說，每天 7 到 9 小時的睡眠是理想的，即使在極端的情況下，也應該確保自己每天至少有 6 小時的睡眠。

不要盲目地追求成功，而忽視自己的健康，睡眠是幸福生活的基石，充足的休息是確保健康和長壽的關鍵。讓我們重新認識睡眠的價值，並將其視為我們日常生活中不可或缺的一部分。

迷思 5 ｜只要睡滿 8 小時，什麼時候睡都沒關係？

隨著現代社會的多元發展，許多人習慣於夜間工作或玩樂，然後在白天補眠，認為只要睡足 8 小時就夠了。但事實上，不規律的作息模式會帶來嚴重的健康後果。

當長時間熬夜、經常更改睡眠時間，這將導致生理時鐘與外部環境的不同步，包括睡眠／清醒循環、體溫、荷爾蒙分泌等生理活動也會受到干擾，從而對身體產生不良影響。2023 年發表在《睡眠》期刊的一項研究，根據 6 萬多個英國人、近 8 年的調查發現，相較於作息不規律的那些人，睡眠規律的人們的全因死亡風險低了 48%、癌症死亡風險低了 39％、心血管疾病死亡風險低了 57％。

簡言之，睡眠不規律的人，死亡風險較高。比喻到日常工作中，突如其來的任務讓人手忙腳亂，而有規律的工作模式能使人更加專注，效率更高。

因此，我們不應該僅僅關注睡眠的時間長短，而忽視了作息的規律性。固定的作息不僅有助於保持生理時鐘的運作，還能夠幫助我們在日常生活中保持最佳狀態，為身體提供一個健康的生活節奏。

本章節參考資料

Sagawa, Y., Kondo, H., Matsubuchi, N., Takemura, T., Kanayama, H., Kaneko, Y., Kanbayashi, T., Hishikawa, Y., & Shimizu, T. (2011). Alcohol has a dose-related effect on parasympathetic nerve activity during sleep. Alcoholism, clinical and experimental research, 35(11), 2093–2100. https://doi.org/10.1111/j.1530-0277.2011.01558.x

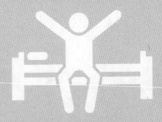

CHAPTER 6

深休息，全修復——
好眠人生實踐法

以溫暖友善的態度對待自己，焦躁的心也會漸漸安頓下來，無論有沒有睡著，至少內在不會拉扯和虛耗。

6-1 了解人體的「兩光原則」

看完前面的 5 大迷思，相信你對睡前的日常小習慣已經有了一些調整的想法。

培養良好的睡眠衛生習慣，是打造好眠體質的基本功。因為當我們的睡眠狀況不穩定時，這些日常小習慣的干擾可能會產生顯著影響。反之，如果能建立正確的睡眠習慣，當我們因外在壓力而睡得不太好時，反而能讓你較快恢復到穩定的狀態。

「睡眠衛生習慣檢核表」是我整合了臨床、演講和美國國家衛生研究院所提供的健康睡眠守則中，大家最常見的睡眠不良習慣。協助你全面觀察自己的好眠漏洞，讓自己知道還有哪些地方可以調整。

第一步，你可以依據自己目前的睡眠和日常生活習慣，來看看自己是否有做到。有做到就是〇，沒有做到就是 ✕。

第二步，檢視完這 12 個睡眠衛生習慣以後，打 ✕ 的項目，就是目前正在干擾你睡眠的不良習慣。如果打 ✕ 的有很多個，請選擇一個自己覺得最容易入手的行為開始改變起，千萬不要直接放棄囉。如果你不知道從何開始，我會認為最重要的就是「作息規律」，因為生理時鐘的穩定是一切的基礎，所以我也把它擺在第 1 題。

當我們想要調整一個習慣時，請連續執行 1 到 2 個禮拜看看，然後觀察你的睡眠狀況有什麼變化。即使一開始好像沒有很

明顯的進步，也不用著急，畢竟失眠是多重因素造成的。此時可以再增加另一個睡前行為的改變，兩個一起執行一週試試看。

根據我自己的臨床經驗和許多研究都發現，通常睡前行為的改變，執行 1 個月就會感受到效果。我曾經遇到一位非常認真的個案，市面上的好眠書他大概都看過了，自己也試著調整睡前行為，然後再搭配安眠藥，後來就從長期失眠的狀況，變成一天可以睡上 5、6 個小時，偶爾會中斷個 1、2 次。

他來找我諮詢時，調整的狀況已經很不錯了，但他希望可以不靠藥物也能睡得更好。

一開始在評估時，我就發現這位個案對於影響睡眠的成因概念都有了，於是我又問，書裡面提供了好幾種放鬆練習引導，有沒有做過？哪一種的效果最好呢？

他回答，「我都有做啊，但是做了 1、2 次，覺得沒什麼感覺，就沒做了。」

做不到的，常常就是我們最需要的！藉由他的回答，我評估這位個案就是一個過度努力的人，而他最需要的就是學習讓自己的大腦和身體在睡前放鬆下來，偏偏這位個案知道放鬆的知識和方法，卻沒有耐心去實踐。

其實，沒效的不是方法，而是看待事情與問題解決的態度。我也常常跟個案說，就算醫生開了特效藥給你，你回家後卻不願意花 2 分鐘去倒杯水，再把這顆藥從藥袋拿出來，放入嘴裡吞下去，你覺得會有效嗎？各種非藥物的介入方式也是一樣，必須要在生活中練習和實踐，當然效果也是實踐了，才會顯現出來。

表3 **睡眠衛生習慣檢核表**

	睡眠衛生習慣	備註說明	是否達成
1	規律的睡眠時間	一週內,晚上睡覺和白天起床的時間落差在 2 小時內。	
2	規律的運動	• 每週至少運動 3 次、每次超過 30 分鐘、心跳達到每分鐘 130 下（如果只是散步,臉不紅氣不喘,不能算是運動）。 • 也不能太晚運動,要在睡前 2-3 小時結束運動。	
3	避免睡前使用咖啡因和刺激性物質	• 睡前 8 小時不飲用咖啡因。 • 睡前 2 小時不碰刺激性物質（如抽菸、檳榔等）。	
4	避免睡前飲酒		
5	避免太晚吃大餐、喝太多飲料		
6	不要在下午 3 點以後睡午覺		
7	睡前要愈來愈放鬆	做不同時間長度和不同效果的放鬆練習。	
8	臥室要黑暗、微涼,也不要有電子產品		
9	適當的照光,每天至少到戶外 30 分鐘		
10	不在床上做其他與睡眠無關的事	除了睡覺和性生活以外,其他事情像是追劇、滑手機、看書等,都不會在床上執行。	
11	不要醒著仍然躺在床上	• 早上醒來不賴床。 • 晚上睡覺時躺床超過 20 分鐘以後仍然醒著,就離開床去執行靜態放鬆活動,直到有睡意才能再躺床。	
12	不要在白天或睡前擔心晚上睡不著		

陽光和燈光對睡眠的影響

前頁表3中的12項睡眠衛生習慣，其實和人類的生物機制有密切的關係。

人是晝行性生物，以生物機制來看，光亮時傾向清醒與活動、黑暗時傾向放鬆與睡覺。這樣的運作機制主要是依照光線的影響，偏偏在電燈普及之後，生活環境已不再隨著日出日落而變化，24小時都可以常亮的狀態，也造成人類活動型態的改變。

光線對於人的精神與睡眠，影響力其實是非常巨大的。只是光線無形，也沒有重量，照光時你也沒有特別的感覺，所以很容易忽略掉這個部分。在一天當中，有兩道光最重要，一個是早晨的陽光，會帶來正向幫助；另一個則是晚上的人造光線，而這會帶來負向影響。

許多上班族接觸到陽光的時間很少，多半只有在早上通勤時會短暫地照到陽光，常常忙碌了一整天之後，走出辦公室時天色已黑，其實有沒有照到足夠的陽光對心情有不小的影響。一項研究找了109位的辦公室上班族，讓他們配戴光偵測器，並記錄自己的心情與睡眠情況。結果發現，白天光照多，憂鬱程度較低，心情也比較好。而且研究也指出，早晨的光照時間與睡眠品質與時數有正相關，光照多就睡得好。相反的，晚上的人造光照跟睡眠有負相關，照愈多睡愈差。

另一篇研究以超過8萬5千名的英國參與者進行分析，研究光照對精神狀態的影響。結果顯示，夜間光照增加的話，會增加

憂鬱症、焦慮症等精神疾病的風險。相反的，日間光照增加則會減少重度憂鬱症、創傷後壓力障礙等的風險。從這2個研究看來，減少晚上的人造光照，並在白天有充足的自然光照，就是一種簡單而有效促進心理健康與睡眠的方法。如果因為環境、季節或工作關係，白天無法有足夠的日照時間，透過光照儀也是有幫助的。例如高緯度國家冬天的光照時間太短，很容易產生季節性憂鬱症的情況，通常這種情況在白天以光照儀照射1、2小時就可以獲得改善。

此外，也有研究發現，足夠明亮的檯燈補充光線也可以改善警覺度與反應。這個研究是讓2組睡眠不足的年輕人，分別處於「一般室內光照」與「室內光照搭配檯燈補充光」的2種情境，結果發現在有檯燈補充光的情況下，白天的注意力與反應速度都會明顯提高。另一項研究則發現透過檯燈光照，可以改善早晨昏昏沉沉的睡眠惰性（Sleep inertia），讓人起床後快速地有精神。

總之，白天的光照可以讓人有活力，同時也有改善夜晚睡眠的效果。一項整合了許多相關研究的報告發現，白天充足的照光確實可以改善失眠者睡眠中斷的情況，受測者在主觀感受上也覺得睡得比較好、白天比較有精神。所以，如果偶有睡不安穩、容易醒的情況，可以考慮白天多照光。

不過，到了晚上就得要避免照光了。

主要原因在於光線會抑制褪黑激素的分泌，而褪黑激素對身體而言代表著：夜晚到了、該放鬆、準備睡覺了。我們需要調節外部光線，來確保褪黑激素正常分泌，從而獲得最佳睡眠狀態。

綜上所述，打造好眠體質的第 1 個原則就是：

　　環境光線的亮度應該要有日夜的明顯差異，在白天盡量多接觸光源，特別是陽光；入夜後則僅維持足以照明，但不影響褪黑激素分泌的光線。

依不同情境調整光線

　　以白天的光照來說，室內光線與陽光相比，強度遠遠不及。例如一般辦公室的室內光線強度大約在 300 到 500 流明，而在戶外即使在陰影下，光強度也能達到數千流明。這種強度的差異有助於讓我們的生理時鐘趨於穩定，從而改善睡眠品質。此外，人造光源也不應該在任何時候都一樣亮，最好是隨著一天的時間而逐漸改變，與人類的生理時鐘變化同步，國外已針對建築內的照明有更細緻的標準。

　　雖然在白天透過陽光，補足光照是既免費又自然的方法，但對不少現代人來說是有困難的，像是工作繁忙、空氣污染或氣候不方便外出，或者擔心紫外線對皮膚的影響等。目前市面上也有一些產品可以有效提供輔助。例如特殊的照光眼鏡，鏡框上有個發光小燈泡，可以直接將光線照射到眼睛又不會干擾一般視覺，光線的強度也遠超過一般室內光源，很適合忙碌的上班族使用。另外，也有經過特殊設計的檯燈，白天既可以提供強度高的光線，在夜晚時也可以提供足以照明卻不會抑制褪黑激素的光照，也很適合上班族與需要熬夜念書的學子。

以我自己家為例，晚上 7 點後我就會將客廳的燈光從 4 排減至 2 排，降低亮度。如此一來身體會感覺到白天和夜晚的不同。睡前會將光線調得更暗，比如在臥室裡只留下化妝檯的燈，營造出昏暗的環境，以讓身體更好地準備進入睡眠狀態，入睡後則最好是在完全黑暗的環境。

對於懷孕婦女，或是需要夜間起床上洗手間的長輩，建議在洗手間安裝小夜燈，無需開啟主燈，以免打擾夜間荷爾蒙的分泌，影響再度入睡的品質。總之，調整光線對提高白天的精神狀態，和保證夜晚良好睡眠至關重要。

【小提醒】晚上使用電腦 2 要點

如果晚上有需要使用電腦工作，以下 2 點可以幫助我們更好地控制睡眠品質：

1. **降低螢幕亮度。** 白天我們可能會使用全亮度，但到了晚上，應盡量降低螢幕亮度，以減少光線對我們的影響。

2. **盡量縮短使用時間。** 夜晚光線對睡眠的影響是光照愈久、強度愈高就影響愈大。因此，治本之道當然是盡量縮短使用時間。

如果上述方法都難以實施，最起碼要購買濾藍光眼鏡，減少藍光對褪黑激素分泌的抑制作用。

6-2　咖啡、運動與正念生活

　　你平常喝咖啡嗎？一天會喝幾杯呢？如果會喝，又是在什麼時候喝呢？還有，怎麼喝才不影響睡眠？

　　咖啡因這種物質，可說是世界上最廣為使用的中樞神經興奮劑。現在很多人都會透過咖啡因來提神，因為它能夠遮蓋掉睡眠訊號，抑制你的睡意。到底有哪些東西含有咖啡因呢？沒錯，咖啡裡有很多，茶裡面也有！另外像是可樂、巧克力和可可裡都含有咖啡因。甚至有些能量飲料裡面的咖啡因含量，比咖啡還高。

　　咖啡之所以可以提神，主要是跟腺苷（adenosine）有關，我們在先前的章節有提過這個大腦神經傳導物質——隨著我們的清醒時間愈久，腺苷的濃度就會愈高，它會發送神經訊號到大腦的睡眠中心，使得我們覺得昏昏欲睡。

　　咖啡因的化學結構其實和腺苷很接近，所以能進入大腦。我們在喝了咖啡因以後，它會搶走大腦中與腺苷接合的受體（receptor），阻擋了平常由腺苷對大腦發送的想睡訊號，由此騙過了大腦，而且讓你覺得自己很清醒、很警覺。

　　我們也可以這麼比喻，就很像是咖啡因跟腺苷在玩「大風吹」的遊戲，但每次都是咖啡因略勝一籌，搶先坐到椅子（腺苷受體）上。但此時，體內的腺苷還是一直在累積，所以當咖啡因代謝完以後，就會有強烈的疲累感襲來。這個時候如果你還是沒有選擇去好好睡一覺，或是時間點不是睡覺時間，你可能就會喝

下更多的咖啡來抵抗睏睡的力量，久了就會形成依賴咖啡因的循環，一旦沒有攝取咖啡因，就會發現自己變得非常難維持清醒。

所以，**打造好眠體質的原則 2，晚上想要好好睡覺的話，就要有限制地攝取咖啡因，並且掌握好咖啡因的代謝時間。**目前衛福部建議的每日咖啡因攝取量應少於 300 至 400 毫克，大約等於 1 個大杯冰美式咖啡，或是 2 個大杯冰拿鐵。

至於咖啡因的代謝時間，在藥理學上會以「半衰期」來顯示物質的效力，意思是身體藉由代謝功能去除藥物一半濃度所需要的時間。咖啡因的半衰期大約是 5 到 7 小時，也就是說，如果你在 7 點的晚餐時段喝了 1 杯咖啡，到了凌晨 1 點還有一半的咖啡因會在腦袋裡作用著，讓你感覺不到睡意。或許有些人覺得「我還是可以睡啊，咖啡不會對我造成影響」，殊不知晚上喝咖啡這個習慣可能正在偷走你的睡眠時間，而且隨著年紀愈大，代謝速度愈慢，咖啡因對睡眠的影響也會愈來愈明顯。

臨床上，我們會使用倒推法來算出適合攝取咖啡因的時間，大概會從入睡時間往前推 8 到 10 小時，就不要使用咖啡因了。舉例來說，如果你是 11 點要睡覺，那麼下午 3 點以後，就不要再喝含有咖啡因的飲料或食物了。每個人對於咖啡因的耐受性不同，假如已有睡眠困擾，或是擔心晚上會睡不著，基本上就是中午過後就不要喝了。

可是你會說，那我白天真的很睏，怎麼辦？最好的解決方法還是小睡 20 分鐘，就可以維持下午的精神了。另外也提供一種「咖啡午睡」（Caffeine Nap）的做法：

先喝咖啡，然後就去睡午覺。

聽起來好像很反直覺，其實它的原理是，咖啡因通常會在喝下後的 15 到 30 分鐘才會產生作用，如果你在中午小睡個 20 分鐘，醒來時咖啡因的效用也剛好出現，就能擁有最佳的精神狀態。不過實行「咖啡午睡」法有 4 點要特別注意：

❶ 事先設好鬧鐘，小睡不要睡太長，否則進入到深睡階段，就會很難醒來。

❷ 不要在床上睡，同樣是避免起不來。

❸ 3 點以後就不要實行「咖啡午睡」了，太晚喝咖啡可能會影響夜眠。

❹ 提神效果可能會在睡眠不足的人身上比較明顯，如果就是本來睡飽 8 小時的人，可能感受不出來差異。

最後，提醒大家千萬不要小看咖啡因的力量。昨天晚上沒睡好，今天白天也不要用多喝咖啡來提神，因為無論是喝太多，還是太晚喝，都會害你今晚該睡的時候，更睡不著喔。

規律運動對於睡眠的幫助

我們也很常聽到一個說法：很只要白天夠累，晚上就能睡得很好，所以運動就是保證好眠的祕訣。

的確，運動確實對睡眠有好處，但很多人可能不知道，在錯誤的時間運動反而可能搞得我們睡不著覺。我曾遇過有人在睡前

2 個小時踩飛輪，或者是在睡前 1 個小時才開心地跟朋友打完一場激烈的羽毛球，也有人習慣在睡前重訓……最後肌肉緊繃得根本無法入睡。這顯示雖然大多數人都知道運動有助於睡眠，可是到底要做什麼運動、運動多久、在什麼時候運動才能助眠？就不是很清楚了。

為什麼運動會對睡眠有幫助呢？這就要談到影響睡眠的 3 大關鍵之一──睡眠債務，指的就是要累積足夠的睡眠驅力。換句話說，醒的時間夠久、身體和大腦有活動，就比較能夠好好地入睡。這是藉由耗能的過程，讓人體自然地透過睡覺來進入修復模式。運動，當然是一種耗能，所以運動之後，我們的身體會產生疲倦感。

運動也能提升深層睡眠的品質。慢波睡眠被認為是最具有恢復效果的睡眠階段。有運動習慣的人會有比較穩定的慢波睡眠。也就是說，運動可以提升深度睡眠的質與量。過去也有不少研究發現，規律運動可以改善失眠問題，不僅能縮短入睡的時間，還增加了深層睡眠的時間，改善白天睏睡的情況，讓人隔天精神有活力、工作或學習有效率，形成好眠的正向循環。

相反的，如果一整天都沒做什麼腦力或體力活動，晚上睡得不扎實，隔天就比較沒精神而更不想動，活動量自然就降低，結果又更不好睡，變成一種惡性循環。

所以這就代表只要運動到很累很累，就會好睡嗎？事實上，如果沒有運動習慣，偶爾運動一次跟當天晚上的睡眠之間並沒有什麼密切的關係。換句話說，只運動了一天，很難讓你在當天晚

上的失眠問題獲得改善。

打造好眠體質的原則3，只有長期且規律的運動，才能讓你的睡眠狀況保持穩定。但是怎麼樣才算是「規律」運動呢？如果每天都運動至少 30 分鐘是最好的，但對於大多數的人來說，天天運動是很困難的。不過，我們至少要依循 333 原則：每週運動 3 次、每次 30 分鐘以上、心跳要達到 130bpm。當然。實際運動時間也會依據不同的運動強度而定，但大部分的研究都建議運動 30 分鐘較能看到效果。如果不是為了特定目的而強化訓練，每次運動盡量不要超過 1 個小時，特別是沒有運動經驗的新手，否則可能會讓運動傷害的發生率增加。

重訓及瑜珈，幫助改善失眠

至於要做哪一種運動才有效？過去的研究大多以有氧運動為主，所謂的有氧運動是指全身性的大肌肉運動，運動時心跳和呼吸會加快、會喘，且要持續至少 20 分鐘以上。常見的有氧運動，包括快走、慢跑、騎單車，以及游泳等。

2022 年美國心臟科醫學會的研究，找了 386 位參與者，隨機分成 4 組，分別是不運動組（對照組），還有 3 個運動組（分為有氧運動組、重量訓練組、有氧和重量混合），而 3 個運動組都要定期參加每個禮拜 3 次、每次 60 分鐘的訓練，實驗時間長達 1 年。結果發現，重訓組的睡眠時間平均延長了 40 分鐘，混合組延長了 23 分鐘，而有氧運動組則只有 17 分鐘。

此外，重訓組的睡眠品質，也比另外有氧運動組、混合組和不動組好上許多；至於入睡所需時間則沒有相差太多，但重訓組還是減少了 3 分鐘。

　　按照結果來看，多數運動都對睡眠有幫助，但重訓（也稱為阻力運動）的效果也意外地相當好。此外，也有愈來愈多研究建議，以瑜伽類型的放鬆運動來幫助改善失眠，這類型運動以緩慢的呼吸及肢體伸展為主，也的確有助於肌肉和情緒的放鬆，提升睡眠品質。不論是哪一種運動，最重要的還是「規律」，才能夠達到輔助效果。

　　至於在一天當中，什麼時間點運動比較好呢？

　　時間點是一個關鍵，運動過後反而不好睡的人，有一部分就是運動距離睡眠的時間太近。如果我們在睡前 2、3 小時進行激烈運動，很可能讓交感神經活動提升，導致腎上腺素和皮質醇激增，整個清醒系統很活躍。再加上運動過後，你並沒有給足夠的時間讓身體和大腦緩和下來，當然會睡不著。

　　如果你是在晚上運動，想要在 11 點睡覺，那麼建議你最好在 8 點前就結束運動。另外，如果以助眠為主要目的，也建議選擇強度不要太高、瑜珈類型的運動，藉由伸展放鬆讓身心平靜下來。運動過後也要有很好的放鬆流程，像是拉筋、泡澡、熱敷等，才不致影響睡眠。

　　那如果一整天都有空，哪個時段運動對睡眠的效果最好呢？有個研究找了 14 位男性跑者，讓他們嘗試以不同時段、強度的練習，看對睡眠的影響為何。研究者將跑者分為 4 組：早上（10

點）中強度、晚上（8點）中強度、早上高強度、晚上高強度。結果發現，跑者在主觀上覺得這4種訓練對睡眠都有助益，但根據腕動儀的客觀數據分析來看，早上中強度的訓練對睡眠品質是最好的，晚上高強度則是最差；而時段和強度哪一個影響力較大呢？答案是時段。只要是早上跑步，在睡眠效率、夜晚中斷睡眠的情況都明顯比較好，而晚上跑步較差些。所以，上午運動是效率最高的做法。這也很容易理解，因為人是屬於晝行性動物，在活動期本來就會有大量的運動。

　　如果要讓助眠效果更好的話，建議一早起床就先去戶外運動，讓光線跟運動同時來幫助人體生理時鐘運作，但這對大部分人來說可能比較困難，因為早上要趕著通勤上班運動。其實下午或晚上運動，也可以作為白天繁忙工作的中斷與休息，再加上對睡眠的助益，可說是具有全方位的好處。

睡得好，不能靠努力

　　大家都知道壓力和失眠關係緊密，有些人一躺在床上，腦袋就開始雜念紛飛，雖然不是刻意去想，但腦袋就是停不下來。尤其是壓力愈大、愈想要快點休息的時候，就會愈睡不著。**打造好眠體質的原則4，面對焦慮型的失眠問題，運用「正念」或許比運動還有效。**

　　針對睡眠進行正念練習，對我們有甚麼好處呢？

❶ 把散亂飄移的心帶回來。

當我們躺在床上無法控制地想東想西時，心是飄移在外的，而身體就是心的家。透過刻意專注，用呼吸把心定錨在當下，就是把心帶回家，讓它得以休息。

適當的正念訓練，就是讓你的心知道並且熟悉回家的路。心休息了，大腦和身體自然會放鬆，就能好睡了。

❷ 打開我們的覺察。

正念幫助我們學會開始溫柔地對待自己的身體。尤其現代人常常都用大腦工作，卻忽視了身體的訊號，要知道身體哪裡酸了、痛了、累了，都是在提醒我們該休息了，就像渴了要喝水，餓了要吃飯一樣。

只不過，我們常常不理這些訊息，身體因此長期緊繃，到睡覺時就會睡不著，不然就是累到倒頭就睡，但睡眠品質卻不是太好。

❸ 對於身體的變化更敏銳。

這裡所說的敏銳，並不是很神經質的敏感，而是可以看到身心的交互作用，知道身體需要什麼，適度地照顧身體的需求。

小到累了知道要伸展、有尿意不憋尿、不再隨意對待自己的身體。所以，當睡前發現身體緊繃時，自然就能選擇放鬆調節，睡意自然就來了。

❹ 清楚覺察自己的思考慣性，對睡眠可以不過度擔憂。

人性自然會趨樂避苦，為了避免下次睡不好，自然而然

會以過去不舒服的經驗來醒提自己。就像我們覺察到自己沒有睡意，就擔心自己會再次失眠，但其實事情都還沒發生，反而可能因為過度警覺而不利於入睡。

正念練習幫助我們看清楚自己思考慣性的套路，覺察我們這顆心正在胡思亂想、擔憂未來，也看見自己對於睡眠這件事「過多」和「不必要」的努力。

「正念」可以幫助我們把心從過度執著和情緒漩渦中抽離，帶回來到這個當下，去覺察一呼一吸與身體真實的感受，而非停留在腦袋裡的想像。以溫暖友善的態度對待自己，焦躁的心也會漸漸安頓下來，無論有沒有睡著，至少內在不會拉扯和虛耗。

3 招正念練習，找回自己的感受

「正念」也是一種生活態度和價值觀，可以很輕鬆地融入我們的日常生活。利用生活中的正念練習，將可以把注意力集中在你實際正在做的事情上，回到當下。以下分享幾個簡單的生活正念練習：

練習 1 ｜ 正念刷牙、正念洗澡

回想一下，你刷牙或洗澡的時候通常都在想些什麼？是任由思緒紛飛，還是趕快做完這件例行公事？

正念刷牙、正念洗澡是開啟我們的感官，真切感受刷牙和洗

澡的過程。或許有人覺得這個過程沒什麼，但如果是跟我一樣有小孩的人就懂，白天上班、晚上顧小孩，一天之中根本沒什麼自己的時間，可能就是只剩下上廁所、洗澡這種時刻，可以跟自己在一起，不用應付外在的需求。

刷牙短短 2 分鐘，我們可以從這個開始。

如果覺得正念洗澡時間太長，也可以從洗一隻手臂開始。

開水龍頭和關水龍頭是很好的切點，讓我們意識到正念練習的開始與結束。

【練習】正念洗澡 3 步驟

1. 從打開水龍頭那一刻起，把注意力擺回到自己的身上，慢慢感覺呼吸時胸部的起伏，肺部得擴張和收縮，然後「看」水流出來，注意「聽」水流的聲音，「感受」浴室開始充滿了熱氣。

2. 開始洗澡，感受當下的感覺，水流的聲音、溫度的變化、氣味、水流過身體的感覺、身體跟水接觸時的反應等。就照你平常的方式洗澡，但是仔細地感受你的每一個動作觸感，以及身上每一個接觸點。

3. 你的動作可以慢一點，這樣能幫助你保持當下的覺察，一直到關掉水龍頭、把身體擦乾，浴巾包覆身體時，練習結束。

每次做完正念刷牙以後，都會感覺牙齒很清爽乾淨；實行正念洗澡之後也比較能把注意力放在熱水沖在肩膀那種鬆開的感覺，洗完之後就放鬆了不少，好像斷開了工作一整天的疲憊感，整個人舒服很多，非常推薦大家可以試試看。

練習 2 │ 正念走路

　　你可以找個地方散步走走，即使是辦公室到廁所的距離也可以。以前我在醫院服務的時候，從辦公室下樓到門診的路途中，也會透過正念走路的方法整理自己的心。

【練習】正念走路 3 步驟

1. 執行的時候，試著留意腳步抬起與落地的動作，留心腳底板與地面接觸的感覺，以及你身體的重量和重心。

2. 留意空氣流過臉頰、手臂、雙腿皮膚的感覺。你會發現自己平常走路可能超快，或是姿勢也不太正確，正念可以讓你慢下來，並且做出照顧自己的選擇。

3. 你有發現自己走路時，兩隻腳掌的受力範圍不太一樣嗎？在實行正念走路的過程中，我就發現自己的右腳掌在踏地時，比較倚靠大拇指發力，而左腳掌的發力處則靠近小指處。

　　這種細節上的覺察常被我們忽略，因為我們只會記得要趕快往前走，還有很多事情要做。正念走路就是在提醒你，好好照顧自己的身體，尤其是每天都在承擔我們重量的雙腳，非常需要你的疼惜。

練習 3 ｜正念飲食

你知道自己吃一口飯會嚼幾下嗎？你是不是常常稀哩呼嚕地就吃下食物，沒有細細品嘗呢？

【練習】正念飲食 2 步驟

1. 試著在吃飯時，減慢咀嚼的速度，打開你的五感用心品嘗食物的味道。

2. 看著食物的色澤、聞著食物的香氣、嘗著食物的味道、嚼著食物的質感，以及將食物嚥下時，你的唾液分泌，你口腔的感覺。

正念飲食可以讓我們好好地消化食物，在吃飯時間達到適當的休息。

對於想要修復疲勞和重振專注力的人來說，正念練習是非常好的輔助，建議大家可以把正念練習融入生活，一起找回內心的寧靜，白天好好休息，晚上好好入睡。

6-3 創造合適的就寢環境

　　許多飽受長期失眠困擾的人會有這種疑惑：「為什麼我在臥室裡難以入睡，卻可以在客廳中輕鬆睡著？」這樣的疑惑使得他們開始質疑自己的睡眠環境有問題，於是花大錢換枕頭、換床墊、換被子，或是添購其他助眠用寢具。的確，不合適的寢具確實會讓人不容易放鬆，睡眠不容易開展，但我也看許多個案，他們的失眠問題往往並非因為臥室的物理環境不佳，而是與他們在臥室裡進行的特定行為有關。

　　舉一個極端的例子：假設你總是在臥室的床上與另一半吵架，久了以後，你對臥室的印象就不再美好，而那張床也會變成氣憤、不開心的象徵，影響你的睡眠品質。

　　在理想情況下，臥室應成為一個專注於放鬆和療癒的空間。這意味著臥室內的活動應該保持簡單——僅限於睡眠和放鬆。反之，如果你常在臥室裡經常進行各種複雜活動，如進食、通話、追劇或玩手機遊戲等，這些需要大量思考和情感投入的事情，當你一踏進臥室就不會感到放鬆，睡眠也難以開展，甚至可能導致長期失眠。

　　為了避免這種情況，關鍵就是在床上進行的活動應盡可能保持簡單。事實上多數睡眠專家建議，床上應僅用於兩個 S 的活動：睡眠（Sleep）和性行為（Sex），除此之外其它活動都應在床以外進行。所以，**打造好眠體質的原則 5，請讓臥室和床舖專注於它們最**

擅長的事情——提供放鬆和恢復的環境，以維護最佳的睡眠品質。

適合睡眠的「溫度」與「光線」

環境溫度對睡眠品質也會有所影響，這是因為進入睡眠狀態，本身就是伴隨著核心體溫下降的歷程。如果所在環境有利於散熱的話，也會有助於更快入睡。但是理想的入睡環境溫度究竟是多少呢？某些國外研究發現，攝氏 19 度可能是理想的睡眠溫度，但對於我們亞洲人來說，可能就太冷了。一份以上海居民進行測試的研究，找了 8 位參與者，在不同天接受 17 度、20 度、23 度的 3 種室溫，入睡並記錄腦波。結果發現在 23 度的情況下有最佳的睡眠品質。

另外，也有馬來西亞的研究者進行溫度與睡眠品質的測試，結果也是認為 23 到 28 度之間是最佳。另一項針對西方國家長者的研究發現，20 到 25 度似乎是最適合睡眠的溫度範圍，但即使如此，仍然存在著顯著的個別差異。

由以上這些結果可以得知，對睡眠較好的溫度環境有地域差異，也可能跟當地的日夜溫度有關。但無論如何，在溫度比室溫略低一點的情況下，會睡得比較好的人體機制是不變的，所以，建議睡眠環境要盡可能地讓自己感覺涼爽舒適。

不過，在臺灣要維持臥室的涼爽，其實也不容易。畢竟在都會區開窗，會有車流吵雜聲及空氣污染；在郊區開窗則可能引來蚊蟲侵入。因此多數人會透過空調來調節臥室的溫度，但你有試

過使用空調的舒眠功能嗎？當你入睡後，這項功能會逐漸將溫度調高一點，以避免體溫下降後，環境溫度過於寒冷而導致你冷醒，這是一個非常實用的功能，能夠幫助你的身體在整個睡眠過程中逐步適應，建議大家試試，開啟空調的舒眠功能。

除了溫度以外，臥室內的光線也很重要。

理想狀況下，臥室內的光線應該是柔和且偏向暖色調的（偏紅或黃色），這是因為藍色光容易抑制人體的褪黑激素分泌，而這正是幫助我們入睡的關鍵激素。當我們進入睡眠狀態時，建議將環境保持全暗，因為研究表明，即使是微弱的床頭燈光，也會影響體內的皮質醇分泌，並對血糖調節產生影響。

一篇刊登在《美國國家科學院院刊》的研究顯示，睡覺時即使是開著電視或檯燈，都足以對身體的血糖調節造成負面影響。實驗中，研究人員找了 20 位年輕人，分成 2 組，1 組各 10 人，每人都要在睡眠實驗室睡 2 個晚上。

第一晚，大家都是在昏暗的情況下睡（低於 3 lux），第二晚則是一組繼續昏暗，另一組則是在低強度光照（100 lux）下入睡。結果發現，低強度光照組醒來之後，胰島素的抗性提高了，簡單講就是血糖調節的功能變差了。除此之外，開燈睡也會讓心率提高、心跳變異率下降，換句話說，就是比較不放鬆。在年輕人身上會看到這樣的影響力，推論到高齡者或糖尿病患者身上，很有可能影響會更大。

如果你不喜黑暗，或是家中有孩子怕黑，而無法在完全黑暗的環境中入睡，可以考慮使用定時燈，設定在一定時間後自動關

閉，使你在入睡之前有燈光陪伴，入睡後自動進入全暗的環境，從而維持更好的睡眠品質。除了定時裝置以外，眼罩也是可以考慮的遮光選項，有研究發現，戴著眼罩睡覺，可以讓你隔天的學習跟精神都變好。

研究者找了上百個 18 到 35 歲、睡眠正常的人來參與，每個人都經歷過戴眼罩，以及戴挖空眼罩（像蝙蝠俠那樣）2 種情境，睡醒後，白天再進行學習及警覺度測試。結果發現，在戴眼罩的情況下，受測者並沒有睡得比較多或感覺睡得比較好，但隔天的學習與警覺度測試就是明顯比較好。為什麼戴眼罩可以提升隔天的精神狀態呢？研究者認為微弱的光線變化依然會對睡眠有影響，佩戴眼罩可以有效地屏蔽這些光線，幫助我們維持穩定而高質量的睡眠環境。

溫度和光線，對於睡眠的影響，遠比我們主觀感覺的來得大。因此，**打造好眠體質的原則 6，適當的溫度和屏蔽光線，有助於睡眠品質的提升**

「聲音」及「寢具」對於睡眠的影響

對於那些住在大馬路邊或噪音較大地區的人來說，可能會認為自己已經習慣了噪音，從而能夠安然入睡。但常見的是伴侶的打呼問題，也有很多人認為「習慣就好」，然而實情是，即使習慣了噪音，你的睡眠品質仍可能受到影響。

物理隔絕噪音是一個有效的解決方案，你可以試著在該環境

中待上一段時間，使用耳塞等輔助用品，來評估自己是否能夠接受當地的環境噪音。至於能否適應伴侶的打呼聲，也建議先嘗試物理方法來隔絕噪音，如使用耳塞。

　　另一種方法是使用「應對性噪音」，例如播放白噪音。所謂的白噪音，類似於風扇轉動的重複性聲音，或是可以選擇播放助眠音樂，如海浪聲或森林中的風吹葉搖、鳥鳴聲等。這些持續而低頻的聲音可以幫助你分散聽覺的注意力，不再專注於伴侶的打呼聲或外面的車流聲。

　　但也有些人會認為，播放一些白／粉紅噪音、風扇、海浪聲等持續背景音，對於助眠的效果有限。一篇文獻統整了過往 38 篇這類型的研究，所得到的結論是，若以「入睡時間、睡眠品質、睡眠中斷、睡眠時間」這 4 個向度來看，這種方法缺乏全面、一致性有效的證據。

　　在幾個研究中甚至認為這種方法對於睡眠有負面影響，因為以腦科學的觀點來看，持續播放白噪音就是強迫大腦不休息、繼續處理聲音訊息。除了對大腦與聽力的影響外，長期使用白噪音也可能會對聲音形成制約連結，變成有聲音就好睡、沒聲音就睡不著的情況。建議睡前可以播放助眠音樂，但設定開啟 1 小時後自動關閉，盡量不要整晚都以持續性的聲音伴隨你入眠。

　　至於在寢具的選擇上，縱然市面上許多床枕都聲稱具有特殊助眠功能，但我建議大家在選擇床枕時優先考慮以下 4 個因素，其他都是次要（圖 15）：

圖 15　合適的枕頭怎麼挑？

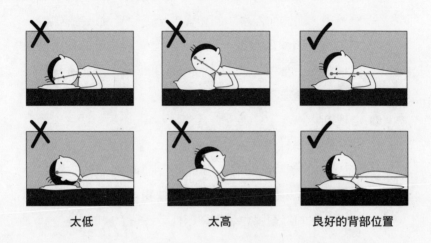

太低　　　　　　　太高　　　　　　良好的背部位置

❶ 透氣性與降溫效果。

　　睡眠過程實際上是一個降溫的過程,因此選擇床枕時,
應特別注意其透氣性,以及是否能幫助體溫調節,確保
在被子下仍能保持舒適的體溫。

❷ 軟硬適中。

　　許多人可能認為柔軟的床墊很舒適,但實際上我們在睡
眠中會自然翻身,軟床可能會讓翻身變得困難,因為整
個身體會陷入其中,同一部位長時間受壓而過熱。因
此,選擇既不太硬也不太軟、能夠方便翻身的床是非常
重要的。

❸ 枕頭與床墊的搭配。

枕頭和床墊應該相互配合，以達到最佳效果。重要的是躺下後，從側面觀察頸部和脊椎是否能盡量保持直線。如果該枕頭能做到這一點，無論是側睡還是仰和床墊組合便是適合你的。如果頸椎位置不正確，可能會導致呼吸不暢或睡眠不舒適。

❹ 心理效果。

除了物理屬性外，床枕對個人的心理效應也很重要。有些人可能會因為某個品牌或設計而感到更加放鬆和舒適，這些心理效果有時可以超越物理的放鬆效果，因此，心理的舒適感也是選擇床枕時不可忽視的因素。

即使床枕再好，也需要配合正確的睡眠儀式和放鬆方法，才能發揮最佳效果。在床上時就應該逐漸放鬆身心，不要思考煩心的事情，否則再高級的床枕也無法發揮它應有的效用。

> **【小提醒】打造好眠體質 6 原則**
> 1. 環境光線的亮度應該日夜要有明顯差異。
> 2. 有限制地攝取咖啡因，並掌握好代謝時間。
> 3. 長期且規律的運動，讓睡眠狀況保持穩定。
> 4. 解決焦慮型失眠，「正念」比運動還有效。
> 5. 請讓臥室和床舖的功能專注在放鬆和恢復。
> 6. 適當溫度和屏蔽光線，有助於睡眠品質提升。

6-4 睡前儀式與手機戒斷

睡覺前的 1 個小時，你正在做什麼呢？

其實，有很多人在睡覺前依然還在忙碌著，不管是在忙工作、學業，或是家事，我們常常會忙到上床時間到了，或者是累到不行了，才會真正地去睡覺。長期下去，身體就會習慣了這種緊繃的狀態，無法在一入睡後就睡得很好。

前面提過睡眠的第 1 個小時很重要，要讓自己擁有最好的深層睡眠、最佳的大腦修復，睡覺前就要開始放鬆身心，入睡之後的第 1 個小時才能夠有最好的睡眠品質。但是也有不少人說，他的睡前儀式都做了但沒效，睡前儀式之所以效果不彰，關鍵在於睡前準備行為跟輔助品是否可以讓你愈來愈放鬆。

例如睡前點香氛、播放輕柔的音樂。但如果你聞著精油的香氣，聽著輕柔的音樂，卻還在繼續工作，或是腦子裡持續想著明天要做的事，甚至還在為白天的事件而忿忿不平，這時候香氛和音樂就不會有效了，因為你還在持續地使用腦力。

「儀式」是預備，不是持續進行

睡前儀式的用意是，把注意力沉浸於儀式性的行為中，以此達到放鬆的目的，預備進入下一個狀態——睡眠。而睡前儀式有效的關鍵，也就是我們一直強調完全休息的核心——回到當下。

舉個例子來說，幫孩子建立睡前儀式，有一項很常見的行為就是睡前說故事。曾有家長問我，「為什麼睡前說故事都沒有用？孩子依然不肯睡。」

　　於是我就問他，你是說幾個故事？這位家長回答，因為孩子一直很想聽，於是故事就講了一個又一個。

　　重點就在這裡，這也難怪孩子會睡不著了。對孩子而言，當然想要聽愈多故事愈好，因為聽故事讓他感到有趣，但如果有趣的故事一個又一個，就很容易讓他在睡前愈來愈興奮，這就像我們大人追劇一樣。所以，睡前儀式不能持續太久，以說故事而言，講完一個故事就好。要讓孩子知道說完一個故事之後，接下來就是要放鬆睡覺的時間了，而不是無限延長地聽故事。

　　建立一套好的睡前儀式，可以分成 3 個階段：

階段 1 ｜切換

　　透過「環境」跟「行為」，隔開白天清醒的活動狀態，和接下來要進行的晚上睡眠狀態，一般會包含 4 種切換形式。

❶ 從客廳、書房到臥房。

　　改變空間，就是一個很好的切換，把臥室布置得舒適、放鬆、光線較暗，如此一走進房間，大腦就會接受到暗示，知道這個情境主要是放鬆與休息。這麼做有個前提——在臥室最好不要做睡覺以外的事，例如看電視、玩手遊等，盡量讓臥室跟床舖是一個單純放鬆的環境，這樣才會有效。

❷ **淋浴或洗澡。**

即使只是沖一下身體，也可以藉由脫衣服、沖水、穿衣服的動作，讓我們轉換狀態。比如說，脫掉衣服沖澡，會有洗去一天辛勞的暗示；沖洗完，以乾淨的狀態換上舒服的睡衣，也可以很容易地讓我們切換成到放鬆模式。要特別提醒的是，泡澡不要泡太久，避免體溫在睡前提高太多，反而不利於入睡。另外在淋浴或泡澡時也不要再想著工作或煩心事，否則無助於放鬆。

❸ **更換睡衣。**

換睡衣也是一個具體的暗示，代表脫去白天的辛勞，換上舒服的睡衣。重點是，睡衣必須是睡覺時才穿的衣服，而不只是舒服的衣服，這麼做是為了讓「睡衣」跟「睡覺」有明確的連結，所以最好也避免穿著睡衣看電視、吃東西或做其他花腦力的事。更換睡衣後也要提醒自己，不要再繼續想著煩心事或計劃明天的工作，既然換上睡衣，就是要處於放鬆、放空的狀態了。

❹ **刷牙。**

大部分人都有睡前刷牙的習慣，因此這也很適合當成睡眠儀式的一環。同樣的，不要一邊刷牙一邊想著煩心事或工作，前面章節提過「正念刷牙」的練習，就是一種很棒的切換方式。

階段 2 | 暫留

切換階段後，如果還是沒有明顯睡意的話，建議你可以找一個讓注意力停留的事物來進行，這就是所謂的暫留階段。

在暫留階段，可以從事一些不花腦力、也不會耗損心力的事情，以避免思緒又被工作或煩心事物干擾。很多人會選擇使用手機或 3C，但這實在不是一個很好的做法，因為無論是追劇、玩手遊或是看社群訊息，都會用到腦力跟心力，無法讓大腦放鬆。

閱讀就是一個不錯的選擇，但也不是所有書籍都合適，例如燒腦的偵探小說就不適合作為睡前讀物；會讓人擔心的書籍也不適合，例如有些長輩會在睡前看養生相關的書籍，看到一些重要的內容，覺得自己沒有做到，結果擔心或難過到睡不著。

以我為例，我自己會在難以入睡時看「已經看過的小說」，重點必須是要看過的，而且裡面的內容你愈熟愈好。這是因為你早就知道這本小說的劇情是什麼了，不會感到過於驚奇或有情緒起伏，而且也因為已經知道結局了，不會有非看完不可的心情，在感到有睡意的時候，就可以隨時放下，直接入睡。

另外，也有研究發現，正向療癒的雞湯短文有助於入睡，這類療癒短文每篇大約 2 到 3 千字，不會有明顯的連續性，讀起來不花腦力，也不會引動明顯的情緒，還帶有一點點正向療癒的感受，非常適合作為睡前讀物。除了閱讀以外，聽音樂或收聽 Podcast 也可以，只要把握我們一再強調的原則：

不花腦力、不耗心力，不要有明顯的情緒起伏，可以暫時讓你的注意力停留，不會想到煩心的事物就可以了。

階段 3 ｜ 放鬆

想要擁有一夜好眠，不僅是睡眠的動力要增強，清醒的動力也得要降低才行。因此，睡前儀式很適合加入放鬆練習，特別是那些過度努力以至於不好入睡的人。

以我自己為例，如果最近這段時間的工作壓力不大，我的睡前儀式通常是閱讀，等到有睡意的時候再關燈睡。但如果有專案待完成的時間壓力，例如這幾天都在趕書稿，心裡面很擔心編輯來催稿，此時我就會在睡前儀式加入放鬆練習，例如一進房間就先練習正念呼吸，或是先看點書之後再練習身體掃描（見本書 122 頁及 129 頁）。

睡前儀式的形式很多，把握上述原則，你可以找到最適合自己的。至於，最不適合作為睡前儀式的活動就是臨睡前滑手機。手機螢幕光線會抑制褪黑激素的分泌，手機訊息容易讓清醒系統保持活躍狀態，導致心力與腦力的消耗。但如果你習慣睡前使用手機的方式，是用來聆聽聲音而不是觀看內容，比如聽 Podcast 或是音樂，對睡眠的影響就沒這麼大了，可以不用戒掉。

不過，戒斷睡前滑手機的習慣可能會讓人感到困難。我自己也曾經嘗試過，深知這一點有多艱難。接下來會為大家介紹幾個實用的步驟，幫助你逐步改變這個習慣：

❶ 當你決定不再滑手機時，必須要找到一個替代行為，而不是直接停止使用手機這件事。直接停止某個習慣，明顯地會有悵然所失的感受，所以我當時選擇的是閱讀紙

本書籍來替代手機。

❷ 不要立即就禁止自己完全不能在睡前使用手機，而是設定一個替代的時間。例如一定要閱讀至少 5 分鐘，才能再繼續使用手機，然後隨著時間的推移，逐步增加閱讀時間，同時減少滑手機的時間。

❸ 設定手機使用的具體時間也很重要。例如你可以決定只用手機 30 分鐘，然後轉向其他放鬆活動或是閱讀，避免不自覺地將手機使用時間無限延長。

❹ 不要讓滑手機成為睡前的最後一件事！這一點很重要，你可以先滑手機 25 分鐘，然後閱讀 5 分鐘，或者做一些放鬆練習，再關燈睡覺。

不要讓滑手機和你的睡眠連結在一起，會幫助你更容易戒除睡前滑手機的習慣。希望以上這些建議能幫助大家逐步改變睡前行為，為自己找到一個合適的睡前儀式，從而提高睡眠品質。

6-5　2方法拿回睡眠主控權

　　沒有人是一出生就會失眠的，很多睡不好的情況都是源自於錯誤的睡眠行為，導致你的身體和大腦跟床形成了「焦慮連結」。光看字面，可能不太容易了解它的意思，簡單來說就是「一朝被蛇咬，十年怕草繩」，只要被蛇咬過一次，以後你看到草繩或是形體類似的東西，都會很警覺、感到害怕。

　　比如說，你要在期限內繳交一份很重要的專案報告，但因為壓力太大，導致好幾天都在床上翻來覆去睡不著，而且只要一上床就開始擔心，如果做不好，隔天又要被主管罵了，該怎麼辦？長期下來，你的身體和大腦就和跟你的床形成了「焦慮連結」，就算專案結束後，你的身體已經很累、很想睡覺了，但只要在床上一躺下，你反而更清醒。我遇到有些個案很明顯地可以在客廳的沙發上睡得不錯，旅遊時在飯店也睡得很好，偏偏走進他自己的房間，躺在床上整個人就清醒，睡不著了！這就是很典型的已經與床建立了焦慮連結。

　　更嚴重的是，有些失眠者還會把這樣的感覺延伸到環境中，例如臥室內的物品，看到臥室床頭就擔心，如果今晚又睡不著該怎麼辦？甚至每到傍晚天色開始變暗，就會引發他這種夜晚來臨了、又要睡不著的焦慮感。對於失眠的人來說，這種無助又無奈的焦慮感，如果每天都要上演一遍，真的是非常痛苦又折磨。

打破焦慮連結的「刺激控制法」

這個時候，我們可以用「刺激控制法」，打破睡眠情境與清醒、焦慮之間的連結。

刺激控制法最主要的目的，就是要讓睡眠相關的刺激（也就是你的環境，包括房間、床等）跟你保持良好的、放鬆的睡眠連結，而不是與清醒、焦慮的連結，所以該怎麼做呢？我們可以利用放鬆的感覺重新跟睡眠環境配對，找回身體和大腦與床的放鬆連結。在執行上，有一個很核心的概念，就是「盡量減少在床上有醒著的機會」。

步驟 1 ｜ 不在床上做跟睡眠無關的活動

避免在床上做跟睡眠無關的活動，像是看電視、吃東西、滑手機、看書報雜誌，這個動作是為了不要讓你的身體和大腦在躺床時，都是你很清醒、很焦慮的記憶。就算有些人的租屋處僅是一間套房，還是建議盡量在書桌做上述活動，而不是在床上。

步驟 2 ｜ 有睡意再躺床

目的是建立睡意跟床的連結，也可以減少躺在床上失眠的時間，打破床與清醒和焦慮的連結。但有一點要注意，你必須在預定的上床時間後再躺床。

譬如說，你原本預定 12 點要睡覺，可是吃完晚餐後 8 點就有睡意了，這時候可以去躺床嗎？答案是不行。因為如果太早有

睡意就躺，可能睡到半夜 1、2 點就會醒來，然後就睡不著了，生理時鐘也容易因為這樣而亂掉。

步驟 3 ｜躺 20 分鐘還睡不著，就離開床

如果躺在床上超過 20 分鐘，還睡不著，就必須離開床舖，甚至離開房間。

你可以進行靜態的放鬆活動，直到有睡意再上床。

不過，在這裡要特別提醒，躺超過 20 分鐘可以用大概、感覺就好，不要看時間。為什麼呢？因為時間也是一種刺激。想想看，如果你躺了一段時間，覺得毫無睡意，於是轉頭看著牆上的時鐘，這時候你會有什麼反應？

此時，你心中的 OS 很可能會是：「糟糕、完蛋了，那麼晚了我還沒睡著，明天會沒有精神怎麼辦？」這種內在的想法很容易就會激起焦慮感，也就是說，擔憂睡不好本身就是一種很大的身心壓力，導致你更難放鬆入睡。

又或者是睡眠中斷、半夜醒來，結果你一看時間是凌晨 4 點，此時你會怎麼想？你心中的 OS 很可能會是：「為什麼沒睡多久就醒了？還有 3 個小時就要起床準備上班了，如果不趕快睡回去，今天上班又要打瞌睡了！」這種對睡眠氣餒的情緒，以及努力想要睡著的狀態，基本上也和放鬆互斥，所以你會翻來覆去更久才睡得著。

所以覺得失眠，千萬不要看時間。感覺自己沒睡意，就可以果斷地離開床，執行靜態的放鬆活動了。不過，什麼是靜態的

「放鬆活動」呢？其實因人而異，不過你可以把握下列 3 個核心原則：

❶ 靜態不動。

❷ 不會動用到腦力跟心力。

❸ 隨時可以停下來。

靜態放鬆活動的目的，是要幫助身體重新培養放鬆、想睡覺的感覺，再把這樣的鬆弛感帶回床上，讓身體習慣與放鬆的連結，並不是為了要學習或是娛樂。你可以看書、聽輕音樂，重點是隨時中止也不會感覺到不舒服，所以追劇、看小說或漫畫就不建議了，因為你可能會太想繼續看下去，而一路看到早上。

另外，像是政論節目、恐怖故事、搖滾音樂，這種可能激起明顯情緒的節目、讀物或音樂類型，也不建議。

說真的，最安全的靜態放鬆活動，就是做前面章節教過的各種放鬆方式，例如正念呼吸、腹式呼吸、身體掃描等。通常做一段時間，你就可以重新感覺到放鬆和睡意襲來，這時候再去躺床就可以了。

步驟 4 ｜ 重複 2 到 3 的步驟

如果重新躺回去以後，你還是睡不著，或是醒來後無法再入睡，都沒有關係。這是可以理解的，因為你可能跟床的焦慮連結已經建立了很長一段時間，你的大腦和身體正在學習一個新的連結，這時請告訴自己，不用急，再給它幾天適應，就會慢慢取代

圖 16 **睡不著時就重複「與床的放鬆連結」循環（示範圖）**

3 口訣：離離、靜鬆、累上床

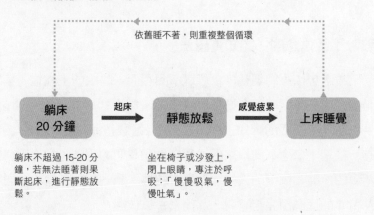

依舊睡不著，則重複整個循環

| 躺床 20 分鐘 | 起床 | 靜態放鬆 | 感覺疲累 | 上床睡覺 |

躺床不超過 15-20 分鐘，若無法睡著則果斷起床，進行靜態放鬆。

坐在椅子或沙發上，閉上眼睛，專注於呼吸：「慢慢吸氣，慢慢吐氣」。

的。這時候，請你再重複剛剛 2 到 3 的步驟就可以了（圖 16）。

步驟 5 │隔天早上請在預定時間起床

無論前一天晚上你睡了多久，隔天早上還是要在預定的時間起床。千萬不能因為半夜起床執行靜態放鬆活動，睡得比較少，就想說我要補眠，結果又一覺睡到中午。這麼做不僅會弱化你的睡眠驅力，也會破壞你生理時鐘的穩定性。如果真的要補眠，可以在放假日有一些彈性，但是不可以超過 2 個小時。

以刺激控制法打破焦慮連結，聽起來很簡單，但是對於剛開始執行的人來說，初期可能會有睡得太少的不舒服，但請相信短

期辛苦可以換來長期好眠，研究指出持續執行，一般來說會在 3
週後，就能感受到顯著的正向效果，找回你的睡眠主控權。

移除不當信念的「認知重建法」

透過想法上的調整，也可以拿回我們對睡眠的主控權，特別
是那些對於睡眠有很多擔憂想法的人。

在介紹睡眠的認知重建法之前，我們對於何謂「認知」，要
有一些基本概念。簡單來說，認知就是我們的想法。當你觀察生
活中的經驗和周遭的人，會發現有時候遇到同樣一個情境，同事
A 和 B 的反應卻完全不同，為什麼會這樣呢？

舉個例子，明天的會議上要簡報專案，同事 A 和 B 準備的
程度都是 80 分。同事 A 心想，「死定了，我還沒準備好，上臺
一定會出糗，其他同事一定會嘲笑、羞辱我，主管也會覺得我沒
能力……」如果他的想法是這樣，你覺得 A 的情緒會怎麼樣？
肯定是很緊張，甚至會有點難過的。

所以，A 的生理反應又會是什麼呢？可能是心跳很快、呼吸
很短淺、肌肉緊繃、一直流手汗，甚至很可能會發抖，或是腸胃
絞痛。在交感神經過度活躍的情況下，A 只能硬著頭皮上臺，上
臺後又因為太焦慮了，腦筋一片空白，說話也變得結結巴巴，反
而無法把自己準備的 80 分呈現出來，表現得甚至更糟。

相反的，同事 B 想著，「我已經在有限的時間內盡力準備
了，等下上臺就把我準備的呈現出來吧，如果別人給我一些回

饋，也剛好是學習的機會。」如果是這樣想，你覺得 B 的情緒或表現會怎麼樣呢？雖然可能還是會緊張，但應該不會給自己這麼大的壓力，甚至情緒還有可能是興奮的，就像頂尖的運動員要上場表現一樣。

B 的生理反應呢？他可能會心跳輕微地加快，手也有些冰冷，但不至於到發抖或肚子痛的程度。此時交感神經會活躍起來，協助他完成任務，但是不會衝過頭。所以行為表現上，B 比較可以侃侃而談，把準備的 80 分呈現出來，表現得甚至更好。

你可以發現，遇到同樣的情境，A、B 兩個人看待事物的觀點不同，也就是他們的認知不同，就可能產生不同的情緒反應、生理反應和行為反應。

這就是認知重建的核心概念 —— 由美國心理學家艾利斯（Albert Ellis）提出的「情緒 ABC 理論」，也就是事物的本身並不會影響人，影響人的是對事物的看法（圖 17）。雖然我們無法控制事情要不要發生，但我們可以選擇用什麼樣的方式回應，而你怎麼看待這件事的「詮釋權」，是掌控在自己手裡的。

這樣的心理學概念不只可應用在壓力管理和情緒調適上，也可應用在睡眠上。你可以問問自己，每次有某些情緒、生理反應或些行為時，你能夠覺察到是自己的哪一種想法造成的嗎？覺察後你可以為自己產生另一個想法來幫助你適應嗎？這並不容易，因為每個人都會有自己思考的慣性，在心理學上把它稱為「自動化想法」（圖 18），這種思考慣性會非常快速、自然而地產生相對應的情緒和行為，要打破這種自動導航，需要刻意練習。

圖 17 **情緒 ABC 理論**

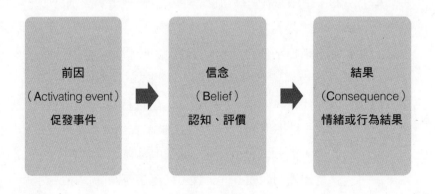

前因
（Activating event）
促發事件

信念
（Belief）
認知、評價

結果
（Consequence）
情緒或行為結果

　　以好眠團體學員的真實經驗為例，讓你有機會覺察自動化想法如何干擾睡眠。

　　躺在床上 15 分鐘還沒睡著，腦海中飄過一個自動化想法：「我要快點睡，不然明天做不了事情！」這個念頭讓你開始擔心，於是交感神經又更活化，清醒系統變得更活躍，結果就更睡不著，真的失眠了！

　　如果我們能夠覺察到這個自動化想法，其實是一個「失能」的信念，失能的意思是這個信念對於「我現在想要睡覺」這件事情並沒有幫助。

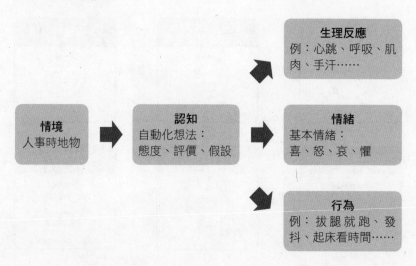

圖 18 **自動化想法**

生理反應
例：心跳、呼吸、肌肉、手汗……

情境
人事時地物

認知
自動化想法：
態度、評價、假設

情緒
基本情緒：
喜、怒、哀、懼

行為
例：拔腿就跑、發抖、起床看時間……

　　覺察到這件事後，我們可以選擇調整自己到一個比較中性、又比較有適應彈性的想法，來協助自己放鬆安心入睡——例如把想法替換為：「別擔心，我輕輕地放鬆，做個腹式呼吸，身體就會自然休息，等一下就睡著了」。這個想法讓人比較安心，也不會因為焦慮而激化交感神經；這個想法也讓人比較容易採取正確的對應行為，於是你決定將手放在肚子上，慢慢地把注意力放在呼吸和腹部，而不是腦袋裡的擔憂。透過腹式呼吸的放鬆練習，你的副交感神經活化，生理和心理上都慢慢放鬆了下來。結果漸漸地產生睡意，而且不知不覺地睡著了（圖 19）。

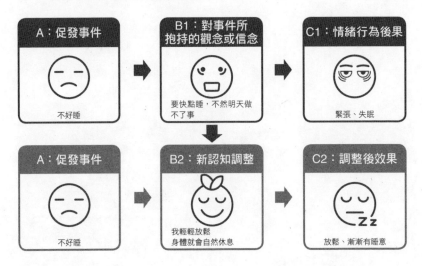

圖 19　**認知 ABC（以失眠為例）**

A：促發事件	B1：對事件所抱持的觀念或信念	C1：情緒行為後果
不好睡	要快點睡，不然明天做不了事	緊張、失眠

A：促發事件	B2：新認知調整	C2：調整後效果
不好睡	我輕輕放鬆身體就會自然休息	放鬆、漸漸有睡意

認知重建法 4 步驟

　　認知重建法的目的，就是希望透過指認出干擾睡眠的想法，讓你不被情緒帶著走，重新掌握可以理性思考的部分。以下是認知重建法的練習步驟。

步驟 1 ｜ 找出經常在入睡時出現的失能信念

　　請你閉上眼睛回想，每次躺在床上，輾轉反側、無法入眠時，看到時鐘，發現已經半夜 3 點半了，此時自己的腦海裡有什麼想法？臨床中常見的幾個想法像是：

❶ 每天必須睡 8 小時，白天才會有精神，工作表現才會好，如果沒睡滿，就糟糕了！

❷ 如果白天覺得疲累、沒有精力，或表現不好，一定是因為前一天晚上睡得不好。

❸ 我擔心長期失眠可能會造成嚴重的身體健康問題。

❹ 失眠摧毀了我享受生命的能力，而且我也不能隨心所欲地做想做的事。

❺ 睡不著，躺著也是休息。

❻ 昨天沒睡好，我今天就一定要睡午覺補眠，或是晚上早一點上床睡覺。

─────── 以下大多出現於已服用安眠藥物者 ───────

❼ 我居然連睡眠都要靠藥物，真是沒有用的人！

❽ 長期服用藥物，會對肝腎造成負擔，完了，我以後一定會洗腎。

❾ 沒有吃藥就無法入睡，糟糕，我一定是藥物上癮了！

❿ 為什麼我得靠安眠藥物才能睡覺，我一定是有病／有缺陷的人。

上述都是失眠個案常出現的失能信念，不僅激起焦慮、難過的情緒，甚至還有羞愧感和罪惡感，這些情緒反而激發了清醒系統，甚至藥效還沒發揮，就先打了折扣。

你會發現，這些影響睡眠的失能信念有 2 個特點：

圖20　**不良信念會加重睡眠問題**

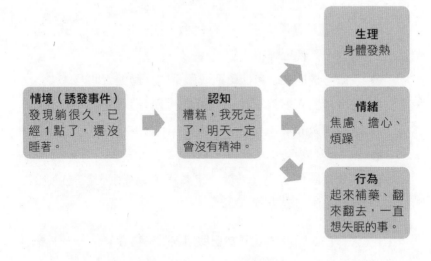

❶ 引導我們把焦點放在失眠的時間和過程上，而不是那些睡
得好的時間。

例如躺在床上睡了 8 小時，你會記得睡不著、翻來覆去
的那 2 小時，而不是實際睡著的 6 小時。我們很容易記
住痛苦或負面的經驗，但如果一直把焦點放在這裡，會
導致焦慮、清醒系統活化，反而干擾了睡眠。

❷ 失眠者很容易放大失眠的影響，而且很可能是不合理的。

有個案覺得失眠摧毀了他享受生命的能力，讓他不能隨
心所欲做想做的事，所以只要前一天睡不好，隔天就會
取消所有的活動，一整天躺在床上補眠！

這樣的反應會不會過度推論了呢？而且真正讓這位個案無法做想做的事，並不是因為失眠，而是一整天躺在床上補眠吧。

合理及現實的情況應該是，「儘管有睡眠的困擾，也真的會對白天精神有一些影響，但我仍然有機會可以有一個滿意的生活」。所以我們要先覺察，有哪些想法正在害你睡得更糟，才有機會調整，而且不受影響。

步驟 2 ｜檢視失能信念帶來的情緒、感受和行為

一時無法覺察你的失能信念也沒關係，睡不著的時候，就把腦子裡那些一直重複的擔心想法寫下來。如果真的無法具體描述，也可以參考前面提到的 10 個常見想法。接著評估這個想法，是否會對你的睡眠產生干擾，如果不會，那麼這個想法就不用調整；如果會影響，就必須對這些想法進行調整，以免加重睡眠問題（圖 20）。

步驟 3 ｜試著開始調整

在這邊做個提醒，失能的想法或信念不見得都是不正確的。

有時候這個想法並沒有錯誤，只是在我們輾轉難眠時，繼續保持這個想法，對睡覺沒有幫助而已。例如，「長期失眠可能會造成嚴重的身體健康問題」，想法本身並沒有錯，但如果在睡前一直抱持著這個信念，對於想要好好入睡這件事並沒有幫助。

至於該怎麼調整失能信念呢？曾經有位個案總會在睡前想到，「如果睡不好，隔天血壓一定會升高！」所以他每次都很緊張地逼自己要趕快睡著，結果當然適得其反。於是，我請他仔細記錄睡眠日誌和每日血壓之後發現，血壓的高低變化其實跟前一晚的睡眠關係並不大，反而是生活事件的影響還更大。

如此一來，他就有動機去調整自己原本的失能信念，下次再有失眠的情況發生，他會問自己：「持續擔心的後果是什麼？反而會更睡不好，還不如來做放鬆練習吧。」

步驟 4 | 找出能替代負面想法的適應性信念

你也可以找出替代這些失能信念的適應性信念。

像是上述這位個案可以這麼想，「睡不好或許會影響到血壓，但是擔心和壓力才是血壓飆高的原因，放輕鬆或許是更好的解決方法」。那麼他就更有動力在睡前執行放鬆訓練，反而能好好入睡，也可以用比較輕鬆的態度來看待血壓。不過，這些替代性想法最好是要你自己想出來的，而不是別人告訴你的，因為主動、自發性的適應性信念才更能夠說服自己。

另外，由於原先的想法已經根深蒂固，在新的想法尚未自動化之前，很容易被原先的想法蓋過去，所以我們就需要重複、刻意地練習。

如果你的替代性想法一閃而逝，不妨在白天頭腦清晰或是你閱讀到這裡時可以先寫下來，書寫的歷程可以讓我們對這樣的想法印象更深刻。有時候，干擾我們睡眠的失能想法不只一個，此

時我會鼓勵個案準備一個小本子，把所有的替代性想法寫下來，當作失眠小錦囊，在睡前稍微翻出來複習一遍。這樣在睡前比較不會一下子就被自動化想法帶跑，又再度喪失理性思考，掉回失眠的負面循環中。

找出干擾睡眠的失能信念，覺察到它對睡眠的影響，然後發展出一個可以取代失能想法的新觀點。請相信，從想法上的根本改變，可以醞釀出長遠的效果。

【練習】失眠的認知重建

1. 試著寫下你睡不好的情境（誘發事件）	4. 這個想法是否對睡眠產生干擾？
2. 請問問自己，這時候有什麼想法或是畫面飄過腦海裡呢？（認知）	5. 問自己，這個想法是正確的嗎？如果我繼續這樣想會有什麼後果嗎？
3. 這個想法引發了那些反應？（生理、情緒和行為）	6. 如果這是一個需要調整的失能信念，請問問自己，怎麼想才會對睡眠有幫助呢？寫下新的替代性想法。

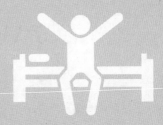

CHAPTER 7

睡眠問題百百種?
混合型案例拆解

自己「熬的不是夜，而是自由」的心態，算是一種對白天無法掌控的生活做出補償。
這種心態偶一為之沒關係，長久下來變成習慣，反而精神狀態不佳、影響生活作息。

7-1　快步調 × 高壓力｜認真打拚上班族

隨著科技進步，我們早已處在一個與人類生理機制演化不一致的世界中。

人造光源的普及，讓生活型態不再是日出而作、日落而息，只要時間允許，我們可以一天 24 小時都在光照下活動。然而，這樣的生活型態卻導致了身體運作對於光線反應的紊亂。試想，如果 24 小時都有光線透過眼球告訴大腦，還不到分泌褪黑激素的時候，那我們的睡眠和清醒機制會是如何呢？

網路和手機的盛行，讓社會壓力也不再是上班緊繃、下班放鬆，捫心自問在下班後或是假日，你是不是也會回覆工作上的訊息？深怕一有遺漏就失去了客戶或主管的信任？甚至明明在外度假，也不免會查看電子信箱，深怕在工作上有突發狀況。然而，這樣的生活型態卻導致了身體運作對於壓力反應的失衡。試想，如果我們一直處在壓力之下，交感神經的警戒作用如何降低？副交感神經的鬆弛作用又要如何發揮調節的功能呢？而這對我們的睡眠和清醒機制，影響又是如何呢？

現代人的生活型態多元，也造成許多人的失眠問題並不是只有單一成因，在這種狀況下，對應的解決策略自然也不會只有一種。接下來，我們提供幾種在真實個案中常見的混合型案例及其拆解方法。也許，其中正好也符合你的情況。

先來看看認真負責的王經理的故事。

王經理，48 歲。雖然他來進行睡眠諮詢時，總穿著 polo 衫、卡其褲看起來很休閒，但梳理好的頭髮和俐落的言談，可以看得出來他是把自己打理得一絲不苟的人。

　　王經理說，他入睡困難和早醒的狀況，已經持續有 10 年了，大概從 30 幾歲就開始。因為工作一直很忙碌，再加上後來吃藥也有比較好，就不太注意這個問題。之所以想來諮詢尋求改善，是因為健康檢查發現心臟有些狀況，而開始服用心臟科的藥，但每次吃藥時，看著眼前那一大把藥，就覺得自己很悲慘，所以就想「既然心臟科的藥不能停，就來減減安眠藥吧。」

　　另外，再加上身邊的好友，因為癌症、中風相繼離開，也讓他開始注意到自己的身體健康。王經理說，自己是農家子弟，父母很踏實，但沒讀什麼書，所以他一路靠自己苦讀、打拚才有今天的成績。後來，老闆發現他能力不錯，便拉拔他變成副手，一起治理公司。

　　每天，他總是第一個進辦公室，什麼事情都事必躬親，部屬遇到刁難的客戶，就陪著他們去拜訪；遇到困難的專案，也會加入團隊跟大家一起加班。對於不擅長的，他也都努力學習，像是 AI、專案管理等，就是為了要跟得上時代潮流。他對於自己的工作經歷感到自豪，人生座右銘就是「遇到事情，努力做就對了」。王經理不只這樣要求自己，也同樣要求員工，他覺得這樣才能不在競爭的職場中被淘汰。

　　在家庭關係上，他說太太人很好，就是做事情會拖拖拉拉，像是明明有些不舒服卻不去看醫生、也不太愛運動、愈來愈少煮

飯、家務工作也做得不夠澈底。由於家裡大小事和孩子都由太太打理，所以孩子遇到什麼事也不會跟他講，跟兩個孩子的關係並不親近。或許是因為太挑剔了，現在回到家坐在客廳，孩子就會把電視讓給他，窩回自己的房間去了，讓王經理每次待在家都覺得自己像個外人似的，所以有時候也會故意加班，或是待在車上一陣子，不想那麼快回家。

王經理覺得自己拚搏了大半輩子，有車有房有妻有兒，也不愁吃穿，看在別人眼中是人生勝利組，但「睡眠」卻成了他人生中的失敗。現在，他大概每天晚上 11 點左右上床，但既使吃藥也都要花上 1、2 個小時才能入睡，隔天清晨 5、6 點就會醒來，偶爾中間還會醒來一次，醒了就還要再過個半小時才能睡著。整晚的睡眠總時數大概就 4、5 個小時，他希望自己可以再睡多一點，然後慢慢地減少使用安眠藥。

看到這邊，你覺得王經理的睡眠問題核心在哪兒呢？

案例分析

其實王經理的睡眠時間很穩定，作息也很正常，白天的腦力和體力活動絕對是夠的，所以睡眠驅力和生理時鐘都很正常，就是剩下清醒系統這個大問題。分析下來，他從上班、回家、一直到躺在床上，他的清醒系統從來不關機。所以真正阻礙王經理睡眠的是他「過度努力」的個性。

從小到大的成長和工作經驗，讓他認為只要努力，去爭取、去掌握，就能夠不出錯，得到他想要的目標。**可偏偏在睡眠這件事上，就是你愈努力，反而愈難放鬆入睡。**每當躺在床上睡不著時，認真負責的王經理腦子裡就環繞著工作和家庭，一刻不得閒，一旦注意到自己沒睡意，依據思考慣性，他就會更努力地想讓自己睡著，結果大腦反而更清醒，自然無法入睡。

　　再加上他開始把睡不著當成是自己一生的失敗時，心裡的挫折和慌張可想而知，情緒一疊加上去，使得他的清醒系統更加激發，結果就變成躺在床上整夜輾轉難眠，甚至是蔓延到每天要吃藥的時候，光是看到手中的藥物，就開始有很多負向的自動化想法，等於又把自己拉回到了壓力的狀態。

　　以上說的都是晚上睡前的情形，那白天呢？

　　王經理過度努力的個人特質和行事風格，讓他一早起床，看到太太的簡便早餐和孩子懶散賴床的樣子就不順眼，但他不敢叨唸，怕傷了和氣，一路壓抑著到辦公室。進了辦公室，看到不如自己預期的事，腦袋裡也忍不住各種批判，想著「如果是我來做會更好」。對員工更是盯頭盯尾，只要事情都不在自己的掌控裡就會很不安，但又怕給員工造成太大的壓力，所以也常常壓抑自己的情緒。結果他的怒氣就像箭在弦上，好幾次撐到下午開會就不小心發飆了，事後對同事也很不好意思。

　　結束忙碌的一天，回家又怕看到太太和孩子的作為，不叨唸自己會不舒服，唸了以後又不討喜，甚至還會跟家人吵架。你可以發現，王經理一整天都在情緒拉扯中度過，始終在壓力狀態下

內耗自己的心力和腦力，而且在過程中他並沒有安排自己的微休息和休息時間，導致清醒系統過度激發，如果沒有刻意地緩和，很難停止這樣的思考慣性。這個例子當中，「過度努力的個性」是王經理失眠的前置因子，而「看待失眠是人生失敗的心態，還有那些躺在床上擔憂未來緬懷過去、努力想睡著的行為」則是維持失眠的持續因子之一。

其實王經理是個行動派，也是聰明人，再加上他有足夠的改變動機，進行睡眠調整，效果是很好的。

介入方式

第 1 步｜記錄睡眠日誌

我們建議他開始記錄睡眠日誌，一方面增加他對於自己失眠成因的覺察，也讓他看到自己的思考慣性（過度努力），是怎麼影響情緒（清醒系統），進而影響睡眠的。

第 2 步｜學習放鬆技巧

幫助他學習適當的放鬆技巧，像是正念呼吸和身體掃描，後續追蹤和調整他練習的狀況。放鬆練習的目的，是讓他覺察到自己的大腦又把自己拉回到壓力狀態了，透過這些練習能夠回到當下，並透過呼吸來讓他的副交感神經作用提升，且交感神經的運作能夠降低下來，那麼大腦和身體也有機會可以慢慢地緩和放鬆下來。

王經理的 睡眠 9 宮格	前置因子	誘發因子	持續因子
睡眠債務			
生理時鐘			
清醒系統	過度努力的個性	服用心臟科及安眠藥，每天吃藥都覺得自己很悲慘	看待失眠是人生失敗；躺床擔憂未來、緬懷過去，努力想睡著的行為

第 3 步｜建立睡前儀式

　　針對王經理過度努力的個性，對於正念呼吸和身體掃描這類放鬆技巧的練習，我們特別請他先在白天安排一個固定的練習時間，熟練了以後再於睡前 30 分鐘時實行。這麼做的目的一是避免他還不熟練就在睡前實行，以為做不好或沒效，反而更加緊張。二則是提醒他，放鬆練習的目的不是做到完美，免得他把放鬆練習當成一項代辦任務，反而又落入過度努力的慣性，就放鬆不下來了。

　　以王經理的例子，等他熟悉了這些放鬆技巧後，我們建議他10 點半吃完藥以後，先到床旁邊的椅子做 10 到 15 分鐘的放鬆

練習，然後再去躺床準備入睡，並以此作為他的睡前儀式。

第 4 步｜刺激控制法

如果 11 點躺床，過了 20 分鐘以後，還是沒有睡意，就要離開床，到旁邊的椅子上，做靜態放鬆活動。他可以選擇看書、聽音樂或是放鬆技巧等，但目的並不是為了學習或是在工作，而是為了培養睡意，以及避免與床維持焦慮連結。

隔天早上，請他還是要在同一個時間起床。

第 5 步｜工作中安排微休息 & 休息

如果白天覺得精神疲倦，早上喝一點咖啡因是可以被允許的。中午則不要讓自己繼續繃著，午睡 20 分鐘比較容易維持下午的精神，也可以避免情緒爆走。我們也建議王經理在工作中允許自己稍微走動、拉筋、到茶水間跟同事聊天，或是為自己按下暫停鍵做 3 分鐘的呼吸練習，這些都能有效舒緩他的壓力以及提升專注力。

大概 4 週後，王經理發現，自己的入睡時間已經不需要到 1 到 2 小時那麼長了，很容易在 30 分鐘內入睡，而早醒問題也因為大腦發現自己不需要那麼過度警覺，而比較能夠維持較長時間的睡眠。

一前一後加一點，王經理變成可以 11 點半入睡、6 點多起床，原本不足的睡眠變成可以睡到至少 6 個小時了。

認知重建

在改善睡眠問題的過程中，也會進行認知上的重建，畢竟王經理這種「努力做就對了」的信念，對他來說是有顯著功能的。他在公司之所以能夠有一席之地，讓家人都過上好日子，都是因為有這樣的人生態度，所以，他會很難接受這個信念對自己是有負面影響的。

於是在討論時，我們會著重在讓他了解到這個觀念基本上沒有「錯誤」，只是放在睡眠上會適得其反。認知重建的重點不在於推翻或否定原本的信念，而是可以增加一些彈性，對於不同的情境，採取不同的原則。

王經理清楚覺察到自己長年下來的習慣，已經把自己逼得很緊，而且不允許自己休息，害怕一放鬆就失去或得不到自己想要的人生。可是回過頭來，現在的狀態也不是他想要的生活。一旦有了這樣的覺察和想法上的鬆動，他才能開始回問自己：

48 歲的自己，想要的生活步調是什麼？

哪些才是我生命中珍視的事物？

而不是像 30 多歲時一樣，每天一味的只知道衝、衝、衝。從想法（信念）上調整的效果，不只出現在王經理的睡眠問題上，後來他在工作上也開始慢慢放手，願意信任部屬，把事情交辦給他們去做。有假就休，也不再故意加班，而且試著安排一些休閒活動，自己也開始做一些簡單的運動。晚餐後，他會邀請太

太和孩子去散步，或是假日會帶他們去郊外走走或爬山，一開始
雖然有點尷尬，但久了反而變成一種默契，家庭關係和親子關係
自然也變好了。

　　王經理的問題是他的清醒系統從來不關機，失眠狀況只是一
個警示，提醒他該慢下來照顧自己了。透過之前提到的影響睡眠
9 宮格，分析出他失眠的原因，並提供相對的因應策略，實行下
來不只改善了他的睡眠問題，也讓他減少對藥物的依賴。

　　你也是一個認真負責、使命必達的人嗎？希望這個案例可以
協助你更清楚地了解自己的睡眠狀況，並有信心開始把前面章節
中所提供的方法實踐在生活當中。

7-2 白天累 × 晚上嗨｜作息顛倒夜貓族

　　這是現代人愈來愈常見的一種睡眠困擾——該睡覺的晚上沒有睡意，白天卻很睏睡、無法專注工作，如果你也有同樣情況的話，那你的睡眠問題可能跟財哥很類似。

　　32 歲的財哥在廣告公司上班，從事業務工作。他的工作內容偏責任制，時間還算彈性，不用上班打卡，自從疫情之後，還可以申請遠端工作。

　　財哥在上一個工作也是朝九晚五，後來他發現廣告公司的同事都比較晚進公司，他也跟著變成睡到 10 點起床，中午以前才進公司，然後忙到 8、9 點才下班，甚至有大案子時，忙到 11、12 點也是常有的事。

　　不用加班的夜晚，財哥會安排跟客戶、朋友去居酒屋或酒吧吃飯聊天，畢竟晚上打好關係，白天生意自然好談。久而久之，即使沒有飯局，他也會在家追劇、打遊戲，常常弄到半夜 3 點以後才上床睡覺。

　　平常這樣的生活型態沒問題，可是每個月總有幾次要跟老闆報告，或是跟國外分公司開視訊會議，他必須早上 7 點多起床，準時 9 點到公司。每次遇到這種情況，他就特別痛苦。不僅整個早上都昏昏沉沉的，注意力不集中，感覺腦袋還沒開機，還有好幾次因為表現不好，差點出包。

早起開會的那幾天，他會想隔天既然要早起，就比平常還要提早上床，結果大約 11、12 點就上床嘗試入睡，躺了 1、2 個小時後卻絲毫沒有睡意，腦袋還停不下來。財哥不禁開始想：「我是不是失眠了？！」

通常要到下午才比較有精神的財哥，自認為是夜貓型的人。他記得以前高三考大學時也是熬夜念書，因為他晚上的精神特別好，早上起床就很痛苦，都要倚賴媽媽叫他起床，有時候到了學校也忍不住睏意，到了週末就狂睡到中午。上了大學以後，他盡量避免選早上 8 點的課，再加上以前玩社團，也常常為了成果發表練習到半夜，基本上每天睡覺的時間都不太一樣，上班以後還算是比較規律的了。

財哥曾經去身心科拿過安眠藥，這樣確實可以幫助他入睡，但總感覺睡得不是特別安穩，早上醒來精神也還是不好，索性就沒有回診。

對於早起開會這件事，他始終擺脫不了「夜裡入睡困難——早上醒來很痛苦——白天精神很差」的折磨，只好安慰自己，一個月才幾次，熬過就好了。偏偏最近公司組織調整，新主管一上任就要求全員 9 點前進公司。財哥想要把作息往前調，可是就算12 點前就躺在床上了，也一樣要到 2、3 點才睡得著，早上勉強起來，但精神實在是太差了，所以才來做失眠認知行為治療，想了解自己的睡眠到底怎麼了？

案例分析

　　財哥的睡眠問題成因是什麼呢？從睡眠 9 宮格來看，其實他每天從半夜 2、3 點睡到早上 10 點，大概 7 個多小時，整體睡眠時間是蠻穩定規律的，總睡眠時數也足夠，問題就出在他內在的生理時鐘和外在的環境要求，兩者不能互相配合。

　　他的前置因子，很明顯的是從青少年時期就有的夜貓子特質，容易晚睡晚起，一直到大學時期睡眠週期紊亂。不過那時候還年輕，生理時鐘的彈性較大，而且學生的生活型態，也比較有餘裕可以選擇。

　　開始工作以後，彈性上班雖說是優點，但也讓他的生理時鐘更往後移，並且固化維持了他晚睡晚起的睡眠型態。表面看起來，財哥有不好入睡和白天醒不來的問題，但這其實並不是失眠，而是生理時鐘跑掉了，屬於「睡眠時相延遲」的現象，也就是內在生理時鐘相對於環境是延後的。

　　所以，針對財哥的睡眠問題，介入目標就是要幫他把生理時鐘往前調。

介入方式

第 1 步｜記錄睡眠日誌和睡眠衛生衛教

　　請財哥先記錄睡眠日誌，讓他了解自己並不是單純的失眠問題，而是要讓他了解生理時鐘運作的特性。

財哥的 睡眠 9 宮格	前置因子	誘發因子	持續因子
睡眠債務			
生理時鐘	青少年時期的夜貓特質；大學時期睡眠週期紊亂	要跟老闆報告或開視訊會議，需要早起準時到公司，但內在生理時鐘無法配合	彈性上班，反而習慣晚睡晚起，固化睡眠型態 室內工作，照光不足
清醒系統			提早躺床、無適當睡前儀式、擔憂睡眠，都會讓清醒系統更活躍

第 2 步｜漸進式調整作息

接下來就是依據睡眠日誌，漸進式往前調整他的躺床時間。因為財哥晚睡晚起的狀況行之有年，從高中就開始，所以建議調整的速度要慢。

財哥內在生理時鐘的作息，是凌晨 3 點睡到早上 10 點，我們建議先採用每 2 天往前調 15 分鐘的方式進行。請他從星期五開始，第 1、2 天都是 2 點半上床，早上 9 點半起床。到了第 3、4 天就提早到 2 點 15 分上床。原本週一早上該是 9 點 15 分起床，但為了配合 9 點以前進公司，他必須提早到 8 點半起床。

於是我們告訴他，如果白天在公司會覺得睏，可以午睡 20 分鐘。到了第 5、6 天，提早到 2 點上床，一樣 8 點半前起床、然後午休 20 分鐘。

以此類推，一直到他的目標時間：12 點 30 分睡，8 點起床。

基本上，要把上床睡覺的時間往前調 1 個小時，會需要 8 天的時間，所以財哥會需要 2 到 3 個禮拜來做調整，也讓他先有這樣的心理準備。

第 3 步｜白天照光

在調整作息的過程中，我們都會建議搭配照光來協助生理時鐘往前移。

一開始，會請財哥把房間的窗簾拉開一點，讓早晨的陽光可以曬進來，慢慢地讓身體甦醒。早上起床梳洗後，就盡快出門照太陽光，盡量不搭捷運，改從租屋處走路或騎腳踏車買早餐，再走到公司，而且光照至少要半個小時。

上午有空檔的時候，也盡量在辦公室的窗邊接受光照。

第 4 步｜固定時間起床，勿賴床和過度補眠

為了避免前功盡棄，週末補眠要以最多 2 個小時為原則。所以建議財哥最晚 9 點要離開床，然後盡量從事戶外運動，增加光照的時間。

就算週五跟朋友聚會可能比較晚睡，隔天週末早上也盡量在固定時間起床；如果真的在白天覺得睏睡，一樣可以午休 20 分

鐘，以維持下午的精神。

計劃執行的第 1 週，財哥說這對他真的很困難，特別是要 8
點半起床，有好幾次不小心就遲到了。不過進行到週末的時候，
雖然心裡想要賴床，但身體 9 點也就自動醒來了，而且早上也沒
有那種疲累、精神沒恢復的感覺。特別是在曬了太陽以後，腦袋
就開機了，於是他就好以整暇地買了早餐去公園坐坐。

第 2 週，財哥一臉得意地告訴我們，表示自己現在 12 點半
去躺床，可以在半小時內睡著，8 點多起床也比較不再感覺到痛
苦了。他很驚訝多年來的夜貓族作息，竟然短短 2 個星期就可以
調整回來，那為什麼之前他自己試著調整作息都沒有效？其實調
整作息的關鍵，不僅是漸進式往前調整躺床時間，也需要照光來
幫忙校正生理時鐘，以及起床時間固定、不隨意補眠，這些行為
介入的方案都協助了我們生理時鐘的穩定性。

更重要的就是財哥的改變「動機」，和願意在生活中實踐的
決心。因應公司的新制度要求，所以財哥很努力地配合，如果沒
有這個壓力，他可能還繼續在晚睡晚起的惡性循環裡。

睡眠時相延遲，復發機率高

提醒大家，生理時鐘是很容易跑掉的，尤其對於年輕人來
說，「睡眠時相延遲」復發機率非常的高。

遇到聚會應酬、加班熬夜，或是出了新款電動、追了哪一齣

劇，就可能破功，又回到晚睡晚起的狀態。所以從預防復發的觀點來看，就算遇到特別的狀況需要晚睡，也建議不要晚起，否則就會照不到早上的太陽光。建議寧願選擇固定時間起床，如果真的很累，就用短暫午休的方式來維持精神。

另外，現代人還有一個很類似的問題，就是「主動失眠」或是所謂的「報復性熬夜」。明明每天下班以後好累，卻不甘心上床，想要再滑一下手機、再打一場遊戲、再追一下劇，然後隔天累個半死又很懊悔，想去睡覺的時候，躺床上一時間又睡不著，又多花個 30 分鐘在床上翻來覆去，隔天精神當然也不好，讓睡眠陷入惡性循環。

這樣的狀況其實不是不自律，而是白天忙碌，工作壓力大，都在回應他人要求，到晚上才有自己的時間，這種覺得自己「熬的不是夜，而是自由」的心態，算是一種對白天無法掌控的生活做出補償。這種補償心態偶一為之沒關係，長久下來則會變成習慣，反而精神狀態不佳、影響生活作息，甚至變成像財哥一樣的「睡眠時相延遲」。

要改善這種狀況，最重要的是，要分清楚你累的是體力、心力，還是腦力？睡覺可以恢復體力，而晚上的時間就是給睡覺的。如果想要透過放空恢復腦力，或是與人交流恢復心力的話，可以在白天的時間執行，像是在上班空檔做做前面章節所說的「正念呼吸」，為自己按下暫停鍵，就可以恢復腦力，而不是在睡前把滑手機當作是一種放空。

你可以列出可能會讓自己延後睡覺時間的事情，把這些事情

安排到適當的其他時間，避免在睡前進行。像是我知道追劇可能
會讓我晚睡，後來我就改成在跑步機上跑步的時候，同時看我喜
歡的節目。

　　在這個單元中，跟大家分享了財哥的故事，很多人把入睡困
難、白天沒精神歸咎到失眠問題，但實際上記錄睡眠日誌以後，
會發現這是生理時鐘的問題，兩者的介入方式完全不同。針對生
理時鐘的問題，除了漸進式往前調整以外，光照和固定起床時間
也是非常重要的。

7-3　睡眠不足 × 品質不佳｜易憂高敏型

　　30 歲的小婷在一家網路購物公司上班，因為公司規模小，她不只要同時負責會計、進出貨，還要協助部分的行銷專案。

　　睡前，小婷習慣回想白天工作的細節，很擔心經手的數字出錯，更不用提母親節、年中慶、雙 11 等旺季，即使下班後公司的 line 群組還是響個不停，一下是客服問題，一下是後臺要機動調整，搞得小婷神經緊繃，有時候明明很累，但躺在床上腦子卻還是很清醒，一點睡意也沒有。

　　小婷說，她的個性就是會先設想最壞的狀況，如果自己可以應付得來，那麼如果事情真的發生，就比較容易面對和解決了。所以她從年輕開始，只要是隔天有事，不管是考試還是出去玩，無論好壞，她都容易睡不著，一躺在床上就開始擔心自己是不是有什麼東西忘記帶，或是怕自己沒聽到鬧鐘醒不來，但每次都在鬧鐘還沒響之前，她就醒了。

　　一個月前，小婷真的在工作上犯了一個小錯，雖然是個難免會有的疏失，她也很快地就修正過來，跟客戶說明並道歉後就沒事了，但她的睡眠情形開始變得很糟，幾乎每天都要躺 1、2 個小時才能勉強睡著，半夜也常常醒過來，然後她就會開始看時間，想著自己只睡了幾個小時，還有多少時間可以睡？就這樣努力地想睡著，又擔心睡不著，每次睡眠中斷醒來，都要超過 30 分鐘才能再睡回去。

剛開始小婷很努力地調整，什麼睡前喝熱牛奶，聽白噪音、香氛、按摩……都做過了，做完一輪之後就趕快去躺在床上，希望可以多睡一點，但嘗試過這些方法以後總感覺一開始好像有效，過一個禮拜以後又失靈了，這讓小婷感覺很挫折。

小婷也求診拿過安眠藥，一開始頗為有效，但吃了一陣子之後，朋友和家人告誡她說吃安眠藥會成癮，以後會失智之類的，因害怕有後遺症她就自行停藥，結果反而睡得更糟。於是她的睡眠就在藥物吃吃停停的矛盾中掙扎，吃也不是、不吃也不是。

失眠的狀況讓小婷加深了內在的憂慮，她深怕自己因為沒睡好，工作上就更容易出錯、身體健康也會出問題、心情就更不好，等於是把所有的負面狀況都歸因於睡不好所引起的。所以，每天早上醒來後，小婷都會仔細地檢視自己昨晚到底有沒有睡好，但幾乎沒有一天是令人滿意的，於是她又開始進入擔心自己出錯的循環中。

看到這裡，你覺得小婷的睡眠問題是什麼呢？

案例分析

沒錯，從前置因子來看，她有容易焦慮、擔心的個性特質，而且對於事情傾向負面思考，所以生活中充滿了壓力，一直處在警戒的狀態。而造成她失眠的誘發因子，很明顯是工作上出了錯，讓她的清醒系統太過旺盛，超過了臨界值。

照理說出錯事件處理過後，應該要降低焦慮回到正常狀態，

可是她過度擔憂，把什麼都歸因到睡不好上，於是就形成了失眠的持續因子。甚至當她對睡眠的期待愈來愈高，睡眠本身也就變成另一種壓力源了。

我們也觀察到小婷半夜醒來時，第一個反應就是看時鐘，希望自己可以趕快再度睡著，這在心理學上叫作「安全行為」，安全行為原本是用來降低焦慮的警示機制，但在睡眠上上反而是增加了她的焦慮。

另外，小婷的用藥情況相當不穩定，如果突然停藥，可能會產生「反彈性失眠」，這是指突然停用安眠藥，在短期內失眠狀況會更嚴重的一種現象。所以，小婷在處理睡眠問題的過程中遭受到很多挫折和失控的感受，讓她在原本對睡眠問題的焦慮上，又添加了對藥物上癮和副作用的擔心，於是焦慮就像雪球一樣，愈滾愈大。

依據小婷的情形，介入的重點會在那兒呢？第一是需要做認知重建，來調整她的信念。第二才是降低焦慮，當然也還要調整一些不良的睡眠衛生習慣。

介入方式

第 1 步｜睡眠衛教和鬆動失能信念

首先，我們讓小婷認識一些正確睡眠的基本概念，有助於調整她對睡眠的過高期待，讓她不要把失眠的影響看得太嚴重。

我們不是追求自己要有一個完美的睡眠，而是可以有一個正

小婷的睡眠 9 宮格	前置因子	誘發因子	持續因子
睡眠債務			
生理時鐘			
清醒系統	容易焦慮擔心的個性特質	工作上出了錯	• 認知：過度擔憂，把事情不順利都歸因到睡不好，對睡眠期待太高 • 行為：雖有執行睡前儀式，但過度努力而無法放鬆。半夜醒來看時間 • 藥物：自行調藥／停藥，出現反彈性失眠，情緒上更挫折

常的睡眠狀態，把期待值拉回到正常標準。讓她去覺察一般人偶爾遇事也會睡不好，而且睡眠本來就是起起伏伏的現象，才不會因為期待太高，導致一旦有一點睡不好就充滿挫折與壓力，反而會更難入睡。

另外，也讓小婷覺察，每次她一睡不好，就會出現「糟糕、完蛋了、我會○○××」的災難性想法，這樣的自動化想法讓她在腦海裡充滿了各種睡不好的可怕後果。但實際上，我們一起檢視睡眠日誌之後，會發現她白天的精神狀態跟晚上的睡眠品質，並沒有那麼緊密的關聯。觀念上的改變，讓她心理上的負擔少了一些，自然焦慮感就不再疊加上去。

第 2 步｜學習自主放鬆

降低焦慮，可以透過學習各種放鬆技巧來達成。小婷上班時常常處於緊繃狀態，所以睡前身體都是僵硬和痠痛的，我們教她練習漸進式肌肉放鬆，可以讓她增加對身體肌肉的覺察，並且在睡前能夠自主放鬆下來。

另外，我們也教導小婷學習腹式呼吸，讓自己擔憂的思緒可以定錨在中性的呼吸上，同時透過緩和的呼吸來提升副交感神經的作用，並降低交感神經的活躍程度，以此達到放鬆平靜的效果。睡眠中斷時，我們也提醒小婷不要看時間，可以直接喝口水就開始做腹式呼吸，就能夠自然地重新進入夢鄉了。

持續練習 4 週下來，小婷說以前他一個晚上的睡眠會中斷 2、3 次，每次都要 30 分鐘以上才能入睡，執行上述方法以後，只會偶爾中斷一次，但直接做腹式呼吸都可以在 20 分鐘以內睡著，讓她對自己的睡眠狀況安心了不少。

第 3 步｜建立適當睡前儀式

最後一步是建立睡前儀式，我們請她不要太早躺在床上，並在預定睡覺的前 1 個小時就把手機通知關掉，不要再處理公司的事情，也不要再跟家人談自己煩惱的事。為了避免她躺上床以後擔憂未來、緬懷過去，也請她透過書寫「煩惱筆記本」來處理。

煩惱筆記本的執行重點是，可以列點寫下來正在困擾的事情和代辦事項等，但只能花 10 分鐘書寫，寫完以後，蓋上本子，關到抽屜裡，對自己說，「我知道這些事情要處理，但我明天會

做，現在我要準備睡覺了。」

透過儀式化地動作，暗示自己先把事情放在一旁，因為現在最重要的是睡覺。然後睡前 30 分鐘做一些可以讓自己感到輕鬆的靜態活動，她喜歡的香氛、按摩都可以，還有放鬆練習，也讓環境中的燈光減弱變黃，讓身體和大腦可以慢慢放鬆。

雖然因為小婷容易焦慮的個性特質，治療結束時，她的睡眠問題本身還有進步的空間，但她已經可以在 30 分鐘內入睡，即使睡眠中斷也可以在 20 分鐘內再度睡著。有時候早醒，她也可以接受自己隔天有事情就是會這樣，而不會擔心到整夜都沒睡，整體的睡眠量和睡眠品質都有顯著的提升。最重要的是，她不再覺得失眠是個天大的問題，而是能夠用平常心看待自己的睡眠，失眠問題也就不會持續地惡化下去。

7-4　難入睡 × 睡不好｜更年期後 50+ 大人

　　62 歲的惠美阿姨，第一次見面時，她非常地客氣有禮，無論是外表或是談吐都很簡潔俐落，但卻隱約透露著焦慮和壓抑。

　　「我在更年期以後就不好睡了，現在不知道為什麼愈來愈糟，身邊的人都說我沒什麼好擔心的，子女都成家立業了，或許我真的不應該想太多。」惠美阿姨述說的時候感覺有點無奈。

　　原來惠美阿姨在大學畢業後就結婚了，生下一對兒女，先生主外、她主內，家中所有事情也都是她在決定、打理，人生重心就是把孩子養育成材。果真 2 個孩子也非常的優秀，兒子在大企業當工程師，女兒在高中當老師。人生最精華的時間都奉獻給了家庭和小孩，現在孩子們都離家了，也各有家庭生活，讓惠美阿姨突然閒了下來。

　　惠美阿姨說，過去偶爾睡不好，大部分是在煩惱孩子或是先生的事情，但事情過了就好了，很少會超過 3 天。後來大概 50 幾歲，她開始有停經的徵兆，晚上很容易感覺燥熱，也會盜汗，變得很難入睡，睡眠狀況時好是壞。現在最大的困擾就是入睡困難，睡不著的時候就會開始想念和擔心小孩，有時候也對自己身體的狀況感到厭煩，覺得自己變老了，也沒有什麼價值了。好不容易入睡，又被燥熱的感覺中斷，總是需要再花上好一段時間才能再勉強入睡。

惠美阿姨白天的生活安排，主要是買菜和做家事，以前還會跟朋友講電話聊天，但後來認為她們都在抱怨和講一些負面的事情，聽了也覺得很煩心，就減少主動跟朋友們聯絡了。由於晚上的睡眠狀況不好，中午吃飽飯後，她覺得有點睏就躺著午睡，但很多時候都沒睡著，一躺就是 1、2 個小時。

等到晚上先生回來，夫妻倆偶爾會去散步，但先生工作上的事情她也聽不太懂，沒什麼好聊的。再加上更年期之後，惠美阿姨也會擔心自己的魅力下降，先生雖然不是多英俊帥氣，但也算是溫文儒雅、成熟穩重，看起來比實際年齡還年輕、有精神，難保不會吸引其他女性的青睞。

儘管知道自己的想法是空穴來風，但她還是對夫妻關係感到不安，為了不想表現出來自己疑神疑鬼，都把這些想法默默地放在心裡，但晚上睡不著的時候，躺在先生旁邊，這些想法反而更是縈繞心頭。先生和孩子有建議她去參加社團或是學新東西，但一時之間，惠美阿姨也不知道對什麼有興趣。她覺得自己的生活每天過得很沒有意義，幸好小孩還算孝順，知道她睡不好就會打電話關心，或是買一些保健食品給她。

看到這裡，你覺得惠美阿姨的失眠成因是什麼呢？

案例分析

在前置因子的部分，惠美阿姨的個性本來就比較容易焦慮和擔心，但她會用自己的理性去控制和壓抑，但是當孩子長大後，

不少家庭主婦都會把注意力放回自己身上，因而放大了自己的健康或其他狀況的擔憂，反而變成一種壓力源。

原本惠美阿姨的清醒系統就比較敏感，再加上更年期症狀的不舒服、小孩離家的空巢期，這些都是促發失眠的因子。

而維持她失眠的持續因子呢？這就包含了白天變得很空閒、活動量不足，午睡無論有沒有睡著都躺上1、2個小時，睡眠債務沒有足夠的累積，甚至午睡還掉了一些，自然晚上的睡眠驅力就不足。

另外，一般來說，儘管更年期有些不適的生理變化，確實會讓人睡得不舒服以及半夜容易醒來，但惠美阿姨賦予了這些症狀一些意義——自己老了變得沒有魅力、老公可能出軌、活得沒有意義等，這些自我價值懷疑和負面的情緒，更激發她的清醒系統，維持了不好入睡的情形。像惠美阿姨的情況該怎麼辦呢？

介入方式

第1步｜更年期的生理與心理適應

更年期的部分，生理因素的佔比較高，所以我們請惠美阿姨跟婦產科醫生討論治療方式。，雖然更年期症狀在短時間內可能無法完全消失，但還是可以補充女性荷爾蒙或以其他方式來緩解。在心理上我們則是和惠美阿姨討論更年期對她的意義，讓她覺察到自己賦予這些症狀背後的想法，那些擔心和憂慮反而會讓她持續處在壓力狀態而無法入睡。

惠美阿姨的 睡眠 9 宮格	前置因子	誘發因子	持續因子
睡眠債務			白天活動量不足，午睡時間過長，造成夜晚睡眠驅力不足
生理時鐘			
清醒系統	容易焦慮擔心的個性特質	更年期症狀的不舒服；小孩離家的空巢期	賦予更年期症狀自我價值懷疑和負面情緒，形成壓力源

第 2 步｜降低清醒系統

惠美阿姨難以入睡的問題主要是清醒系統太過於活化，所以之前章節介紹過的正念呼吸和腹式呼吸也是她很需要的練習，正念呼吸的目的是讓她把那些更年期會產生生理上的不舒服當成背景，雖然生理症狀會對睡眠產生干擾，但不至於有傷害，我們只要不抗拒、不跟隨，反而不會糾結；至於那些心理上引發的擔憂，透過腹式呼吸可以有效地提升她的副交感神經，讓她感覺到放鬆，來平衡過於敏感的交感神經。

我們告訴惠美阿姨，透過第 1、2 步的介入，一般人大概到第 4 週就會看到成效，雖然更年期的生理症狀可能會干擾睡眠，

但在症狀緩解，以及在想法上不疊加壓力的狀況下，自然就會比較能夠放鬆地入睡。

第 3 步｜增加白天活動量

為了增加惠美阿姨晚上的睡眠驅力，我們也和她討論過，與其煩惱、不如開始行動，有哪些是她可能有興趣或願意參加的活動，鼓勵她去嘗試看看。

既然惠美阿姨關心自己的健康和魅力，她也聽說做重訓對於肌力和預防骨質疏鬆很有幫助，所以就決定報名健身中心，開始跟著教練做重訓。培養固定的運動習慣後，惠美阿姨也願意嘗試參加一些瑜珈或是倫巴舞蹈的團體課程，認識了一些一起上課的新夥伴，覺得自己的生活變得精采多了，也比較有重心。

同時，我也請她中午小睡要限制在 30 分鐘以內，透過白天足夠的活動量，來累積睡眠債，幫助晚上入睡。

「間接收穫」的影響

一開始，惠美阿姨很認真配合，入睡困難的情形也慢慢改善了。原本我想說她已經找到了自己新生活的步調，可以準備結案了，結果她卻又開始睡不好。仔細評估後發現，原來是失眠問題獲得改善以後，她認為先生和小孩好像比較少關心她了。

這是在治療過程中蠻常出現的狀況，心理學上我們叫作「間接收穫」（secondary gain），也就是生病這件事情，也是有意外好

處的。就像孩子說頭痛、肚子痛，就可以不用去上學。但這也不一定是故意裝病，而是有時候連個案本身也沒有意識到，原本的問題改善了，就意味著無法保有這些間接收穫，於是個案就會失去執行改變的動力，退回到原本的狀態。

對於惠美阿姨來說，可能在某種層面上，她希望可以透過失眠的狀態，喚回先生和孩子的關心。此時，我們需要做的是和惠美阿姨討論這個現象，讓她覺察到自己這個需要「被關心」的內在需求，然後鼓勵她把自己的感受分享給小孩和先生。

要敞開心胸，呈現自己脆弱的一面，絕對不是一件容易的事情，畢竟惠美阿姨扮演了那個把家裡大大小小照顧好的角色。所以，我們也花了一點時間，了解她對於說出內心感受的擔心，還有具體提出讓先生和孩子配合的方案，同時也滿足她的需求。

惠美阿姨雖然猶豫了一陣子，但最後她選擇決定和家人分享她的擔憂與需求。

再見面時她笑著說，分享自己的感受以後，家人的關係反而變得更親密了。孩子很樂意聽到她去健身房上課的趣事，看到她找到了新的生活目標，也很為她開心；孩子甚至表示，知道媽媽身體好一點，反而比較敢邀請她出去玩，因為之前覺得她睡不好又有很多抱怨，反而覺得要讓她多在家休息。

先生也表示不知道惠美阿姨有這些擔憂，覺得過去對於她的付出有點視為理所當然，感到很抱歉。其實他一直很感謝她當自己的後盾，這樣他才能好好打拚事業。現在孩子們都大了，決定要來安排他們倆人出國旅遊。

其實，在調整和練習的過程中，進步都不會是直線性的，偶爾卡住了或是有些退步都沒有關係，這反而是給我們機會去看到是否還有沒注意到的地方，覺察之後調整策略再持續試試看就好。在這個例子當中，我們就很感謝惠美阿姨的信任，願意跟我們分享她所遇到的阻礙，我們才有機會幫她搬開前面的石頭，讓她可以繼續往自己想要的方向前進。

這裡也要特別藉由惠美阿姨的例子提醒，65 歲以上長輩只是因為年齡漸長，比較難維持長時間的睡眠，其實他們所需要的睡眠量並不比成年人少，建議每日睡眠量是 7 到 8 小時，最少可接受範圍是 5 到 6 小時，所以長輩們的午睡時間可以長一些，但千萬不要白天沒事就坐著或是打瞌睡。

一般退休後，長輩的失眠問題都會跟生活型態突然改變、活動量大幅下降、睡眠驅力不足有關係。就像案例中的惠美阿姨一樣，有時候太閒也會是一種壓力，容易過度自我關注，或是思考一些生老病死的問題，反而在心理上更焦慮，而讓自己睡不好。

有時候，看似是晚上的睡眠問題，實際上我們要著手的反而是安排白天的活動，還有減少白天的小睡。培養生活中的興趣、發展社會支持的團體、提前安排自己的退休生活，無論你現在幾歲，這些都是讓我們能夠朝向「理想中的自己」的關鍵。

睡眠日誌

以下是我們常用的睡眠日誌範例，你可以依照下列格式，試著記錄自己的睡眠狀況。
填寫方式說明：填寫時間一天 2 次，分別為每天的 1. 睡醒離床後 15 分鐘內填寫；
2. 準備入睡前。

1. 睡醒離床後 15 分鐘內填寫（記錄前一天夜眠狀況）

畫記符號	代表意義	範例
●	熄燈或躺在床上試圖睡著	晚上 10:10 躺床
├──┤	確認睡著的時段	10:40 – 11:20 和 11:50 – 6:00
● │	實心圓與實線之間的空白處，代表躺床幾分鐘後入睡	約 30 分鐘才入睡
│ │	實線之間的空白處，代表睡著後中斷睡眠的時間	11:20 睡眠中斷，醒來時間約 30 分鐘
│.	實線終止處帶代表今日醒來時間	早上 6:00 醒來
○	開燈或離開床	早上 6:10 離開床
│ ○	實線終止到空心圓的空白處，代表賴床幾分鐘離開床	約躺 10 分鐘才離開床
睡眠品質 1-5 分	昨夜主觀覺得睡得如何	自評 3 分

2. 準備入睡前填寫（記錄當天白日狀況）

畫記符號	代表意義	範例
白天精神狀況 1-5 分	主觀覺得今天的精神狀況如何	自評 4 分
	會影響情緒和睡眠的特殊事件紀錄	填寫在備註，如：考試、失戀
├----┤	小睡／午睡狀況 半夢半醒為虛線 ---，實際有睡著畫記實線—	中午 1:00 左右睡 30 分鐘
C	服用藥物及刺激性物質（咖啡、汽水、茶、茶葉蛋）	中午 1 點多有喝咖啡
A	飲酒	
E	運動	
R	放鬆練習	
註：多久睡著、睡覺中醒來等，請不要看錶或時鐘，大概即可。		

睡眠日誌範例

● 熄燈或躺床　　├─┤ 睡著（包括小睡）　　├---┤ 半夢半醒　　○ 開燈或起床

C 喝含咖啡因飲料　咖啡、汽水、茶、茶葉蛋　　A 飲酒　　E 運動　　R 放鬆練習

日期	星期	白天															晚上										咖啡／酒量	白天精神 1-5 差-好	睡眠品質 1-5 差-好	備註
		6	7	8	9	10	11	12	1	2	3	4	5	6	7	8	9	10	11	12	1	2	3	4	5	6				
範例		○						├┤									●	├┤								一杯拿鐵	4	3	

國家圖書館出版品預行編目（CIP）資料

好好休息：心不累、身體不疲憊、大腦不報廢的
好眠人生實踐法／蔡宇哲，蔡佳璇著 . -- 第一版 .
-- 臺北市：天下雜誌股份有限公司，2024.02
　　面； 公分 . --（美好生活；44）
ISBN 978-986-398-966-0（平裝）

1.CST：睡眠　2.CST：健康法　3.CST：生活指
導

411.77　　　　　　　　　　　　113002039

美好生活 044

好好休息
心不累、身體不疲憊、大腦不報廢的好眠人生實踐法

作　　者／蔡宇哲、蔡佳璇
封面設計／FE 設計　葉馥儀
內頁排版／中原造像股份有限公司
責任編輯／方沛晶
協力編輯／陳益郎

天下雜誌群創辦人／殷允芃
天下雜誌董事長／吳迎春
出版部總編輯／吳韻儀
出 版 者／天下雜誌股份有限公司
地　　址／台北市 104 南京東路二段 139 號 11 樓
讀者服務／（02）2662-0332　傳真／（02）2662-6048
天下雜誌 GROUP 網址／ http://www.cw.com.tw
劃撥帳號／ 01895001 天下雜誌股份有限公司
法律顧問／台英國際商務法律事務所‧羅明通律師
製版印刷／中原造像股份有限公司
總 經 銷／大和圖書有限公司　電話／（02）8990-2588
出版日期／ 2024 年 2 月 29 日第一版第一次印行
定　　價／ 450 元

書號：BCCN0044P
ISBN：978-986-398-966-0（平裝）

直營門市書香花園 地址／台北市建國北路二段 6 巷 11 號 電話／（02）2506-1635
天下網路書店 shop.cwbook.com.tw
天下雜誌出版部落格──我讀網 books.cw.com.tw
天下讀者俱樂部 Facebook www.facebook.com/cwbookclub

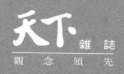